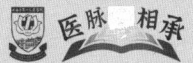

上海市第一人民医院
"医脉相承"系列丛书

李金宝　黄丽娜　主编

您好，我是麻醉医生

每台手术背后
不可或缺的英雄

上海科学技术出版社

图书在版编目（CIP）数据

您好，我是麻醉医生 / 李金宝，黄丽娜主编.
上海 : 上海科学技术出版社，2025.8. -- （上海市第一人民医院"医脉相承"系列丛书）. -- ISBN 978-7-5478-7237-6

Ⅰ. R614

中国国家版本馆CIP数据核字第2025YJ6942号

您好，我是麻醉医生
李金宝 黄丽娜 主编

上海世纪出版（集团）有限公司 出版、发行
上 海 科 学 技 术 出 版 社
（上海市闵行区号景路159弄A座9F-10F）
邮政编码201101　　www.sstp.cn
上海光扬印务有限公司印刷
开本787×1092　1/16　印张10.5
字数137千字
2025年8月第1版　2025年8月第1次印刷
ISBN 978-7-5478-7237-6/R·3309
定价：58.00元

本书如有缺页、错装或坏损等严重质量问题，请向工厂联系调换

丛书编委会

主　编
郑兴东

执行主编
邹海东　孙晓东　刘　琍

编　委
（按姓氏拼音排序）

陈廷锋	程文红	董　频	范　江	范国荣	范秋灵
冯　睿	韩邦旻	胡国勇	胡书豪	李红莉	李金宝
李培明	李雅春	林浩东	刘　勇	刘安堂	刘少稳
娄加陶	楼美清	陆方林	陆伦根	陆元善	缪传文
潘劲松	裘正军	沈　华	宋滇文	宋献民	王　兴
王红霞	王瑞兰	王松坡	王育璠	邬素芳	吴　芳
吴　蓉	吴云成	伍佩英	伍洲炜	严　磊	余　波
俞　晔	袁　琳	张　旻	张必萌	张佳胤	张鹏宇
章家福	赵晋华	祝延红	邹芳草		

本书编委会

主　编

李金宝　黄丽娜

副主编

王　赟　赵　晓

编　委

陈　力	付君祚	巩　超	郭依清	韩光炜
黄丽娜	黄施伟	姜梦婷	姜欣瑜	李建云
连　明	刘晨晨	刘　琨	刘玉齐	陆开梅
孟明珠	沈　浩	宋美先	涂　青	邢怡安
徐　典	杨美蓉	游　珊	袁　圆	王　宏
王慧娟	王丽娟	王少平	王晓莉	王星丹
王　赟	王子钰	魏　兰	吴辉辉	吴　爽
张心怡	张馨元	张　怡	赵汗青	赵　晓
周承程	周小欣	朱雅冰		

作者简介

主编简介

李金宝 上海交通大学医学院附属第一人民医院麻醉科主任，主任医师，博士研究生导师。现任中国心胸血管麻醉学会胸科麻醉分会副主任委员，中国医师协会麻醉学医师分会委员，上海市医师协会麻醉科医师分会副会长，上海市医学会麻醉学专科分会委员（兼秘书长）、老年麻醉学组组长，中国高等教育学会医学教育专业委员会麻醉学教育学组秘书长等。先后获得国家科学技术进步二等奖、军队医疗成果二等奖2项以及上海市医学科技奖二等奖1项。

黄丽娜 上海交通大学医学院附属第一人民医院麻醉科副主任，执行主任（兼），主任医师，博士研究生导师。现任中国研究型医院学会麻醉学专业委员会委员，中国女医师协会疼痛专业委员会委员，上海市医师协会麻醉医师分会委员、科普组副组长，上海市医学会麻醉专科分会青年委员、老年学组副组长等。先后获得上海市住院医师规范化培训（简称住规培）优秀指导老师，上海市住规培指导教师课程设计二等奖，上海市住规培指导教师情境模拟教学比赛二等奖，上海市健康科普专项计划等。

副主编简介

王赟 上海交通大学医学院附属第一人民医院主治医师,医学博士。参加国家自然科学基金项目一项,在国内外刊物上发表SCI论文7篇,核心论文4篇,专著1种。获上海市住院医师规范化培训论坛暨第四届住培技能大赛指导医师情境模拟教学比赛一等奖。

赵晓 上海交通大学医学院附属第一人民医院主治医师,医学博士。参加国家级、省部级课题多项。以第一或共一作者、共同通讯作者发表SCI论著6篇,发表多篇核心期刊论文。

总　序

1947年，时任上海市第一人民医院（时称"公济医院"）院长的朱仰高有感于当时郊县居民缺医少药、求医无门之苦，将一辆5吨重的道奇卡车改装成了诊治功能一应俱全的"流动医院"。数年间，这所卡车上的"流动医院"每周日均开赴上海郊县乃至周边省市，布药施治、救死扶伤，开辟了我国送医下乡的先河。

时过境迁，如今我国医疗卫生事业已有了翻天覆地的变化。党的二十大报告指出，我国建成了世界上规模最大的医疗卫生体系。即便是乡野农村，非"流动医院"难以就医的窘境也已一去不复返。

在过去的几年里，我曾经多次带队前往井冈山、西柏坡、酒泉等相对边远的地区，为当地百姓开展义诊。据我所见，当地医疗卫生机构的硬件条件与"北上广"等医疗高地的差距已然不大。然而，我依然见到了不少因就医过晚而错失最佳治疗时机的患者，令人深感痛心。

痛定思痛，我想桎梏当地居民求医的主要因素之一，恐怕还是囿于健康观念和医学知识的匮乏。而这一难题，是十辆二十辆"流动医院"卡车都难以遽然解决的。

何以破此题？一词概之曰：科普。

上海市第一人民医院有着科普的"基因"。任廷桂、乐文照等医院老一辈专家均重视健康知识之宣教普及。时至如今，年轻一代的"市一人"也继承了先辈对科普的高度热情和专业精神，积极投身参加各类科普活动，获奖累累，普惠群众。

医学科普能够打破地域和资源的局限，将医药知识和健康理念传递到千家万户，帮助民众早发现、早治疗疾病，尽可能减少患病带来的不良后果。同时增强民众对疾病的了解，帮助他们有意识地进行自我健康管理。这正是医学科普工作的应有之义。

除了个体价值外，医学科普的价值在公共卫生视野中有着更深刻的体现。《"健康中国2030"规划纲要》提出，要"建立健全健康促进与教育体系，提高健康教育服务能力，从小抓起，普及健康科学知识"。这将医学科普提升到了国家战略的高度。在面对公共卫生事件时，高度的公众健康素养能够成为保障民众健康的坚实防线。而优秀的医学科普作品也能引导、激励更多人投身于医疗卫生事业。

正是出于以上原因，我自2020年起即组织上海市第一人民医院各科室专家，编撰"医脉相承"系列丛书。丛书的编纂秉持"以人民健康为中心"的理念，融合科学性、通俗性、教育性，内容涉及预防、疾病诊断、治疗、康复、健康管理等方面，囊括新生儿喂养，青少年斜弱视，成年人常见的甲状腺病、心脏病、脊柱疾病，以及高龄人群好发的骨质疏松、眼底病、白内障、肿瘤等疾病话题，是一套覆盖全生命周期的科普丛书。在编纂本丛书的过程中，我们得到了上海市卫健委、上海申康医院发展中心、上海市健康促进中心的大力支持和悉心指导，在此特向他们表示衷心的感谢。

我希望，"医脉相承"系列丛书能够以其通俗易懂的语言向公众传达最基础、最关键的医学知识，让他们"听得懂、学得会、用得上"，从而引导公众建立科学、文明、健康的生活方式，推进"以治病为中心"向"以人民健康为中心"的转变，让每位读者都有能力承担起自身健康的第一责任！

郑兴东

上海市第一人民医院院长

本书序

在人类与疾病的抗争史上，医生始终是最前线的战士，他们用专业与爱心守护着每一个生命的尊严与健康。在这片广袤的医学疆域中，有一群特殊的守护者，他们虽不常站在聚光灯下，却是每台手术背后不可或缺的英雄——麻醉医生。本书便是一次深入这群幕后英雄内心世界与职业生活的探索之旅，它不仅是一本关于麻醉医学的科普图书，更是一次对人性、责任、技术与爱的深刻诠释。在这里，每一位读者都有机会近距离地了解麻醉医生的工作日常，感受他们在手术室的无影灯下，如何以精准的技术和冷静的心态，为患者的生命安全筑起一道坚实的防线。

作为医者，我们深知每一场手术背后承载的不仅是技术的挑战，更是对生命的敬畏与责任。而麻醉，这一手术中不可或缺的重要环节，常常被人们视为神秘而遥远的存在。我们深知系统地进行麻醉知识相关科普已经迫在眉睫。于是，我们牵头组织编写本书，由多名临床经验丰富的麻醉医生共同撰写了各自的积累和心得，旨在揭开麻醉的神秘面纱，与读者们一同踏上一段探索的旅程。

我们希望通过这本书，能够让更多人了解麻醉的真实面貌，认识麻醉医生在手术中所扮演的重要角色。同时，也希望读者从中获得一些实用的知识和技能，以便在面对手术时能够更加从容，减少不必要的恐慌和焦虑。

本书不仅详细介绍了麻醉前访视的流程、内容及其重要性，还汇集了一些经验丰富的麻醉医生们在实践中积累的经验和教训。希望这些宝贵的经验能够供读者们参考和借鉴，帮助他们更好地理解和应对麻醉过程中的各种情况。

此外，我们还特别强调了人文关怀在麻醉过程中的重要性。作为医者，我们不仅要具备精湛的技术和专业的知识，更要拥有一颗关爱患者、理解患者的心。只有这样，我们才能真正做到以患者为中心，为他们提供全方位的医疗服务和人文关怀。

我们相信，通过阅读这本书，不仅能够增进公众对麻醉医学的认识与理解，更能激发社会各界对麻醉医生这一重要群体的尊重与感激。它是一次心灵的触碰，也是一次对生命意义的深刻思考。希望这本书能够成为广大医疗工作者和患者朋友们的重要参考读物，共同为守护生命的安全与健康贡献自己的力量。

在此，我们诚挚地邀请您，一同踏上这场探索之旅，走进麻醉医生的世界，理解他们的使命与挑战，感受那份在静默中守护生命的伟大力量。

让我们一起携手并进，在麻醉的秘境中探索前行，共同筑建一段安心与信任的旅程！

前　言

在浩瀚的医学海洋中,每一阵波澜都承载着生命的重量,每一次手术都是对生命极限的勇敢挑战。而在这场挑战中,麻醉医生这个看似默默无闻却至关重要的角色,始终如一地守护着患者的安宁与安全。麻醉医生就如同一座隐形的桥梁,连接着患者与手术成功的彼岸。《您好,我是麻醉医生》这本书便是我们为了揭开这座桥梁的神秘面纱,深入了解麻醉术前那些不为人知的细节与准备而精心编写的。

缘起:为何关注麻醉术前访视及准备

在医疗技术日新月异的今天,手术的成功率不断提高,但随之而来的是患者对于手术过程及麻醉安全的日益关注。麻醉作为手术过程中不可或缺的一环,其安全性直接关系患者的生命健康。而麻醉术前访视及准备则是确保麻醉安全的第一道防线。它不仅关乎患者的生理准备,更涉及患者的心理状态调整、医患沟通等多个方面。因此,深入了解麻醉术前访视及准备的内容与意义,对于提高手术整体质量、保障患者安全具有重要意义。

走进麻醉术前访视:一场心灵的对话

麻醉术前访视是麻醉医生与患者之间的第一次亲密接触。这不仅仅是一次简单的医学交流,更是一场心灵的对话。在这个过程中,麻醉医生会化身"十万个为什么",详细询问患者的身体状况、既往病史、过敏史等信息。这些看似琐碎的问题,实则都是麻醉医生为了制订个性化的麻醉方案、评估麻醉风险而精心设计的。通过这些询问,麻醉医生能够全面了解患者的身体状况,为后续的麻醉工作打下坚实的基础。

然而,麻醉术前访视的意义远不止于此。它更是一次难得的医患沟通机会。在这个过程中,麻醉医生会耐心解答患者的疑问,缓解患者的紧张情绪,增强患者的信任感和安全感。这种基于信任与理解的医患关系,不仅能够提高患者的手术配合度,还能在术后康复过程中发挥积极作用。

揭秘麻醉术前准备:细节决定成败

如果说麻醉术前访视是心灵的对话,那么麻醉术前准备则是行动的体现。在手术前的这段时间里,患者和医护人员需要共同做好一系列准备工作,以确保手术的顺利进行。这些准备工作看似繁琐,实则每一个细节都至关重要。

首先是患者的生理准备,包括术前禁饮禁食、皮肤准备、肠道准备等。术前禁饮禁食是为了防止麻醉过程中发生反流、误吸等危险情况;皮肤准备则是为了减少手术部位感染的风险;肠道准备则是为了确保手术视野的清晰和手术操作的顺利进行。这些准备工作虽然简单,但如果不严格执行,就可能给手术带来不必要的风险和麻烦。

其次是患者的心理准备。手术对于任何人来说都是一件大事,患者难免会感到紧张、焦虑甚至恐惧。因此,在手术前进行必要的心理疏导和安慰显得尤为重要。医护人员可以通过与患者交谈、介绍手术过程、解答患者疑问等方式来缓解患者的紧张情绪,增强患者的信心和勇气。

此外，医护人员还需要做好手术器械、药品等物品的准备工作。这些物品的准备不仅要齐全、充足，还要符合手术要求和质量标准。只有这样才能确保手术过程中的每一个环节都能顺利进行。

麻醉术前访视及准备的深远意义

麻醉术前访视及准备虽然只是手术过程中的一个环节，但其深远意义却不容忽视。它不仅是确保麻醉安全和手术成功的重要保障，更是体现人文关怀和医患和谐的重要载体。通过麻醉术前访视及准备工作的深入开展和实施，我们可以更好地了解患者的需求和期望，为患者提供更加贴心、个性化的医疗服务；同时，也可以加强医患之间的沟通和理解，建立更加和谐、信任的医患关系。

在未来的日子里，《您好，我是麻醉医生》这本书将继续陪伴着每一位患者和医护人员走过手术前的这段特殊旅程。我们将以更加严谨的态度、更加专业的知识、更加贴心的服务为患者的健康保驾护航。愿每一位患者都能在这场旅程中感受到温暖与关怀，迎接手术后的新生与希望。

目 录

开 篇

您了解麻醉吗　　1

一 麻醉医生怎么问那么多问题　　5

1. 麻醉前为什么还要谈话签字　　6
2. 您在麻醉前要做些什么准备　　10
3. 麻醉前为什么需要您抽血并做很多检查　　13
4. 您适合哪种麻醉　　16
5. 您术前吃饭喝水了吗　　19
6. 您的牙齿好不好　　21
7. 您抽烟吗　　23
8. 您感冒了吗　　26
9. 您睡觉时会打呼噜吗　　28
10. 您过敏吗　　30
11. 您颈椎好不好　　34
12. 有吸毒史的人能进行麻醉吗　　36
13. 您有文身吗　　38
14. 您睡得好不好　　40
15. 您这几日有发热吗　　43
16. 您或者您的家人有麻醉药品使用的危险经历吗　　45
17. 您手术前备血了吗　　48
18. 您在术前被麻醉医生探望了吗　　51
19. 您了解麻醉门诊吗　　54

二 关于麻醉的问题，患者尽管问　　57

20. 手术前为什么要打这么多针　　58
21. 平时特别能喝酒，是不是要多加一点麻醉药　　60
22. 服用中药对麻醉有影响吗　　62
23. 肥胖对麻醉有影响吗　　64
24. 我这两天胸口痛，能做手术吗　　68
25. 我曾经晕倒过，影响麻醉吗　　70
26. 肝功能异常，麻醉是不是风险增大　　73
27. 我血压高，术前要继续吃降压药吗　　75
28. 我有心脏病，术前需要怎么吃药　　78
29. 我有哮喘，打麻醉有危险吗　　80
30. 我有糖尿病，术前要停用降糖药吗　　82
31. 我有甲状腺疾病，麻醉风险大吗　　86
32. 我有甲亢，能做无痛人流吗　　88
33. 我有血栓性疾病，麻醉前怎么评估　　92
34. 垂体瘤手术的麻醉有危险吗　　95
35. 患类风关多年，麻醉风险大吗　　97
36. 胃肠镜检查可以麻醉吗　　101
37. 气管镜检查那么难受，可以进行麻醉吗　　103

三 关于"特殊"情况的特别关照　　107

38. 装过心脏起搏器，麻醉前需要注意哪些问题　　108
39. 血透的患者可以打麻醉吗　　110
40. 放化疗患者的麻醉风险大吗　　112
41. 白血病患者能进行麻醉吗　　116
42. 血友病患者能进行麻醉吗　　118
43. 患者有癫痫病史，麻醉风险大不大　　120
44. 有精神分裂症的患者，麻醉有什么风险　　123

45. 重症肌无力患者进行麻醉有风险吗　　126
46. 抑郁症患者麻醉有什么风险　　129
47. "渐冻人"能上麻醉吗　　130
48. 为什么有的剖宫产需要全麻　　132
49. 分娩镇痛对孕妇和胎儿有没有影响　　135
50. 腰椎间盘突出的孕妇还可以无痛分娩吗　　138
51. 孕期经常腰痛，可以无痛分娩吗　　139
52. 儿童能打麻醉吗　　141
53. 儿童全身麻醉会不会影响智力和发育　　144
54. 孩子特别调皮，会不会不能配合上麻醉　　146

开 篇

您了解麻醉吗

手术是医疗领域最常见的治疗方法之一,在治疗各类疾病和改善患者生活质量方面发挥着重要作用。然而,手术本身是一项复杂且具有风险的程序,患者在手术过程中会面临各种疼痛、焦虑和生理反应。为了确保手术的成功进行,麻醉在手术中起到至关重要的作用。麻醉学是医学领域中的一个重要分支,它涉及使用各种药物或技术来减轻或消除患者在手术、检查或治疗过程中的疼痛感和不适感。

麻醉在医疗实践中扮演着至关重要的角色,其重要性体现在多个方面。

(1)确保手术安全

麻醉能够减轻或消除患者在手术过程中因疼痛、紧张、恐惧等引起的应激反应,从而保持生命体征的平稳,为手术创造有利条件,大大提高了手术的安全性。

(2)减轻患者痛苦

无论是大型外科手术还是一些微创操作,疼痛都是患者必须面对的问题。麻醉药能够有效阻断疼痛信号的传导,减轻或消除手术带来的疼痛,让患者能够更加舒适地度过手术期。

(3)保障手术质量

在良好的麻醉状态下,患者的肌肉松弛,便于手术操作,有助于医生更精准地完成手术,提高手术质量。同时,麻醉医生还能根据手术需要动态调整麻醉深度,确保手术过程中患者生命体征的稳定。

（4）促进术后恢复

术后疼痛是影响患者康复的重要因素之一。科学的术后镇痛管理能够减轻患者的疼痛，促进伤口愈合，减少并发症的发生，从而加快患者的康复进程。

（5）拓展医疗技术

随着麻醉学的不断发展，现代麻醉技术已经不仅仅局限于手术室内，还广泛应用于无痛分娩、无痛胃肠镜、无痛人流等各个领域，为更多患者带来了福音。同时，麻醉技术的革新也为一些高风险、高难度的手术提供了可能，推动了医疗技术的不断发展。

（6）保障医疗安全

麻醉医生是手术室内的"守护神"，他们不仅负责患者的麻醉管理，还时刻关注患者的生命体征变化，及时发现并处理各种异常情况，确保手术过程中的安全。此外，麻醉医生还承担着术后镇痛、重症监护等职责，为患者提供全方位的医疗保障。

麻醉可以分为几种主要类型，包括全身麻醉、局部麻醉、区域麻醉和复合麻醉等。全身麻醉会使患者进入无意识状态，全身肌肉松弛，适用于大型手术或需要完全不动的患者。局部麻醉则只影响身体的一个特定区域，通常用于小型手术或检查。区域麻醉则针对身体的某个大区域，如下半身或一条手臂，适用于某些特定的手术。复合麻醉则是结合使用多种麻醉方法。

麻醉医生是负责执行和管理麻醉过程的专业人员。他们必须具备广泛的医学知识和专业技能，以确保患者在麻醉过程中的安全和舒适。麻醉医生会密切关注患者的生命体征，如心率、血氧饱和度、血压和呼吸等，并根据需要调整麻醉药的剂量和给药速度。

此外，麻醉还可能带来一些风险和并发症，如呼吸抑制、低血压、过敏反应等。因此，在进行麻醉前，医生会对患者进行全面的评估和检查，以确定是否适合进行麻醉，并制订相应的麻醉计划。在麻醉过程中，医生也会采取一系列措施来降低风险和并发症的发生率。

麻醉在手术中的重要性不言而喻。它可以减轻患者疼痛，保持患者在手术期间的安全和稳定,帮助患者保持镇静和放松,促进手术的顺利进行。对于手术的成功和患者的康复,麻醉起着不可或缺的作用。在手术前,我们应该充分了解麻醉的重要性,并尊重专业麻醉医生的建议和决策,以确保手术的顺利和患者的安全。

One 一

麻醉医生怎么问那么多问题

1. 麻醉前为什么还要谈话签字

当患者准备接受手术治疗时，麻醉前的沟通与准备是其中一个至关重要的环节。通常，麻醉医生会预先安排一次详尽的麻醉前访视，直接面向患者或法定家属，清晰阐述即将采用的麻醉方式、操作流程，并坦诚告知可能遭遇的医疗风险及相应的预防措施与注意事项。这一过程不仅体现了医疗的专业性，更彰显了对患者知情权的尊重。

手术前为什么还要和麻醉医生谈话

首先，麻醉前谈话是麻醉医生与患者在手术麻醉前夕进行的一次最为深入且关键的交流。鉴于每位患者独特的生理状况、潜在的合并疾病，以及个体对麻醉药的反应差异，麻醉过程中的风险与并发症难以一概而论。因此，术前谈话成为麻醉医生基于详尽病情评估，向患者全面传达麻醉知识的重要窗口。它不仅涵盖了根据病情和手术需求量身定制的麻醉方案、麻醉的具体步骤，还深入解析了可能遭遇的意外情况、术后潜在的并发症及预后展望。通过这样的交流，医生可以详尽地解答患者及家属的所有疑问，有效缓解其担忧与不安，确保患者能够以最佳状态配合完成手术麻醉过程。同时，这也是患者直接向医生表达疑虑、期望与要求的宝贵时机。

其次，麻醉前谈话及签字不仅是医疗工作的需求，更是法律对医务人员诊疗行为的明确要求。《中华人民共和国侵权责任法》第五十五条明确规定了医务人员在诊疗过程中的告知义务，特别是在实施手术、特殊检查或特殊治疗时，必须详尽说明医疗风险、替代方案等信息，并需获得患者的书面同意。对于不宜直接告知患者的情形，则需向其近亲家属说明并取得书面同意。这一法律条文的核心在于"知情"与"同意"两大原则，它们共同构成了麻醉前谈话并签署知情同意书的法律基石。遵循这一程序，不仅保护了患者的知情权与选择权，也为医疗行为的合法性与安全性提供了坚实保障。

最后，目前医患关系正经历着从"命令服从"向"共享决策"模式的转变。患者不再仅仅是医疗决策的被动接受者，而是成了医疗团队中不可或缺的参与者。医生需与患者及其家属共同讨论病情、治疗方案及潜在风险，促进信息的透明与共享。这一转变要求患者积极了解相关的医学知识，与医生建立更为平等、互信的合作关系，共同为健康而努力。

谈话完成以后，为什么还要签字

完成评估和谈话后，患者或家属会被要求签署"麻醉前知情同意书"。"麻醉前知情同意书"详尽列出了麻醉过程中可能遇到的各种风险及并发症，旨在确保患者在充分了解情况的基础上，自主做出是否接受麻醉的决定。然而，这一环节往往引发患者的诸多疑虑与不安，诸如"签署此文件是否意味着我将独自承担所有后果？""面对签字要求，我是否有权利拒绝？"或是"一旦签字，是否意味着麻醉医生在发生任何意外时都不再承担责任？"

麻醉前谈话及签字制度的真正意义并非推卸责任，而是医疗流程中不可或缺的一部分，旨在通过充分的信息披露，帮助患者做出更加明智的决策，同时增强医患之间的信任与合作。签字不仅是对医疗措施的理解与接受，也是患者权利与义务的体现，确保每位患者都能在知情、同意的基础上接受治疗。

因此，麻醉前的谈话与签字不仅是医疗程序的必要环节，更是维护患者权益、促进医患沟通的重要桥梁。通过这一过程，我们共同为手术的安全与成功奠定了坚实的基础。

我不签字是不是就不能麻醉了

有时，患者可能会误解为"不签字就无法获得麻醉"。这种观念实际上颠倒了因果关系。麻醉的实施旨在为患者提供更加舒适、安全的手术体验。任何医疗行为都伴随着一定的风险，患者在签署同意书之前，应当通过医生详细了解手术方式、麻醉方式及潜在风险，并经过深思熟虑后，基于对自身病情、治疗需求及风险承受能力的全面评估，自主选择了接受麻醉和手术。

签署麻醉知情同意书是医疗伦理与法律的共同要求，它确保了患者在充分了解并权衡利弊后做出决定。换句话说，医学领域提供了多种治疗路径与替代方案，当患者因风险过高或者其他原因而有所顾虑时，完全有权拒绝当前麻醉和手术方案，并探索其他更适合个人的治疗方法。

知情同意书并非免责书，而是责任与信任的桥梁

在众多患者心中，"知情同意书是否等同于免责书"是一个尤为敏感的问题。对此我们必须明确：知情同意书绝非"免责书"！它的本质在于帮助患者及其家属在充分了解病情、治疗方案及潜在风险后做出自主决策。

签字的过程实际上是患者与医疗团队共同面对医学局限性。它承认了现代医学虽已取得巨大进步，但仍非万能，存在诸多未知与不确定性。麻醉风险告知并非为了推卸责任，而是基于对患者知情权的尊重，将可能发生的各种风险坦诚相告。这一过程旨在帮助患者做出更加明智、理性的选择。当过程中真的出现了知情同意书上所提及的意外情况，例如药物过敏等，麻醉医生会立即采取积极有效的救治措施，全力以赴保障患者的生命安全。此时，医生的责任与担当尤为凸显，他们绝不会因为患者已签署同意书而置身事外。

当然，医疗活动本身具有高风险性，即使医生尽心尽力，也有可能遇到在现有条件下无法克服的难题，导致不良后果的发生。在这种情况下，只要医生遵循了医疗规范，尽到了合理的诊疗义务，多数患者及其家属会给予理解与宽容。但若医生在诊疗过程中存在违规行为、疏忽大意或主观故意造成患者伤害，那么无论术前是否签署同意书，医生都将依法承担相应的法律责任。这既是对患者权益的保障，也是对医疗行为规范的监督与约束。

因此，知情同意书不仅是患者与医疗团队之间责任与信任的桥梁，更是促进医患沟通、增强医疗透明度的重要工具。它鼓励患者

积极参与医疗决策过程,同时也要求医生以更加严谨、负责的态度对待每一位患者。

麻醉知情同意和手术知情同意:协同合作,共筑安全防线

在当前的医疗实践中,一个值得注意的现象是,麻醉的知情同意与手术的知情同意过程往往由不同专业的医生——麻醉医生与外科医生分别负责进行。这种分工细化的做法,旨在确保患者及其家属能够更加清晰地理解各自环节的关键信息。然而,尽管麻醉风险与手术风险在形式上可能看似独立,实则它们紧密相连,共同构成了手术成功与患者康复的基石。

因此,要确保患者能够安全、平稳地度过麻醉手术这一关键阶段,绝非依赖某一方的努力所能实现。它需要的是患者、外科医生、麻醉医生及手术室与外科护士等多方力量的紧密协作与共同努力。每一位参与者都扮演着不可或缺的角色,他们各自的专业知识、技能与责任心汇聚成一股强大的力量,为患者构建起一道坚实的安全防线。

在这个过程中,有效的沟通与协调至关重要。患者应积极配合医生的治疗建议,如实告知自己的身体状况与既往病史;外科医生与麻醉医生则需充分交流手术方案与麻醉计划,确保两者之间的无缝对接;手术室与外科护士则需精准执行医嘱,确保手术过程中的每一个环节都符合规范与要求。

> **特别提醒**
>
> 麻醉与手术知情同意的分开进行,并不意味着两者之间的割裂与独立。相反,它更加强调了团队协作与共同责任的重要性。只有患者、外科医生、麻醉医生及手术室与外科护士等多方面共同努力,才能为患者提供更加安全、高效的医疗服务。

2. 您在麻醉前要做些什么准备

在即将接受手术之际，患者麻醉前的周密准备工作扮演着举足轻重的角色，它不仅是确保麻醉过程安全无忧的基石，也是手术成功实施的先决条件。以下是患者麻醉前必须细致完成的几项关键准备工作。

身体上的准备

（1）完善术前检查

术前通常需要进行一系列的基础检查，包括血常规、凝血功能、肝肾功能、心电图、胸片等。这些检查可以帮助麻醉医生全面评估患者的身体状况，识别潜在的风险因素，如贫血、凝血障碍、心脏疾病等。对于一些特殊的手术，可能还需要进行更针对性的检查，如冠状动脉造影等。

（2）控制基础疾病

如果患者患有高血压、糖尿病、心脏病等基础疾病，在术前需要将病情控制在相对稳定的状态。例如高血压患者应规律服用降压药，将血压控制在合理范围内；糖尿病患者要调整好血糖水平，避免血糖过高或过低。这需要患者严格遵循医生的治疗建议，按时服药、监测指标。

（3）戒烟戒酒

长期吸烟和饮酒会对身体造成不良影响，增加麻醉和手术的风险。吸烟会损害呼吸道功能，增加术后肺部并发症的发生率；饮酒可能影响肝脏功能和凝血机制。因此，建议患者至少在术前2周戒烟，术前1周戒酒。

（4）调整饮食和睡眠

术前应保持良好的饮食和睡眠习惯。在术前一晚，通常需要根据麻醉医生的要求禁食禁水，以避免在麻醉过程中发生反流和误吸。同时，要保证充足的睡眠，有助于提高身体的抵抗力和应对手术的能力。

（5）个人清洁卫生

保持身体清洁，术前进行沐浴和更换干净的衣物。对于一些需要进行特殊部位手术的患者，如腹部手术，还需要做好术区的皮肤准备，包括清洁、剃毛等。

手术当天严格按照麻醉医生要求的时间禁食禁水，不要擅自进食或饮水，以免发生误吸的危险。建议穿着宽松、舒适的病号服，不要佩戴首饰、手表、假牙等物品。在进入手术室前，尽量排空大小便，以避免在手术过程中出现不适。

术前用药和物品准备

根据患者的具体情况，麻醉医生可能会在术前给予一些药物，如镇静剂、抗胆碱能药等。这些药物有助于减轻焦虑、减少呼吸道分泌物等，以确保麻醉的顺利进行。患者应严格按照医生的指示服用药物。

患者需要携带好身份证、医保卡等证件，以及所有与疾病相关的病历资料，包括检查报告、诊断证明等，有助于麻醉医生全面了解病情。根据手术的类型和预计住院时间，患者应准备好必要的个人物品，如换洗衣物、洗漱用品、拖鞋等。但要注意，不要携带贵重物品进入手术室。

在麻醉前，麻醉医生还可能会对患者进行一些特殊的检查或操作，如动脉穿刺置管、中心静脉穿刺置管等，这些都是为了更好地监测患者的生命体征和进行液体管理。患者要积极配合这些操作，不要过度紧张。

心理准备

手术对于大多数人来说是一个充满压力和不确定性的事件，而麻醉更是增加了一层担忧。因此，做好心理准备是非常重要的第一步。患者应该尽可能了解麻醉的过程、风险和可能出现的并发症。

手术当天可能会感到紧张,但要尽量保持冷静和放松,可以通过深呼吸等方式来缓解紧张的情绪。

在术前访视时,与麻醉医生进行充分的沟通,如实告知自己的健康状况、过敏史、用药史、手术史等,可以提出自己的疑问和担忧,麻醉医生会详细解释麻醉的各个环节,这有助于减轻焦虑和恐惧。家属的支持和鼓励也能起到很大的作用,给予患者情感上的安慰和信心。麻醉医生会在术前告知患者术后可能出现的不适,如疼痛、恶心、呕吐、头晕等,以及应对这些不适的方法。患者和家属要做好心理准备,并按照医生的指导进行护理和康复。

注意,任何隐瞒都可能对麻醉和手术造成严重的后果。患者应认真听取麻醉医生的建议和指导,包括术前的准备要求、麻醉方式的选择、术后的注意事项等。在手术前,患者会被要求签署一系列的知情同意书,包括麻醉同意书、手术同意书等。这是为了让患者充分了解手术和麻醉的风险、获益及可能出现的并发症等。在签署同意书之前,一定要仔细阅读并理解其中的内容,如果有任何疑问,及时向医生咨询。

特别提醒

老年人、儿童、孕妇等一些特殊人群,需要特别关注麻醉前的准备。老年人可能存在多种慢性疾病,器官功能衰退,需要更加谨慎地评估和调整治疗方案。儿童可能对手术和麻醉更加恐惧,需要给予更多的安抚和解释。孕妇则需要考虑胎儿的安全,与妇产科医生和麻醉医生共同商讨最佳的麻醉方案。麻醉前的准备是一个团队合作的过程,除了麻醉医生外,手术医生、护士、病房工作人员等都在其中发挥着重要的作用。患者和家属要与整个医疗团队密切配合,共同努力,确保手术的成功和患者的安全健康。

3. 麻醉前为什么需要您抽血并做很多检查

在手术前，抽取患者血液样本并进行一系列详尽的检查，是保障手术平稳进行与患者安全不可或缺的关键环节。这些检查措施不仅为医生提供了患者身体状况的全面视角，使其能够精准评估，还能有效识别并预处理可能存在的健康隐患，进而提升手术的成功概率及患者术后的康复效果。

全面掌握患者健康状况

在麻醉实施之前，确保对患者的基本健康状况有深入的了解是至关重要的。通过抽血及相关检查，麻醉医生能够精确地获取患者的血液成分、生化指标及心脏功能等多方面的信息，从而辅助医生评估患者是否存在贫血、感染、凝血功能异常等潜在问题。具体有以下几方面。

- 感染状况评估：血常规检查是可以辅助判断患者体内是否存在细菌、病毒等微生物感染的有效手段。在手术过程中，若患者体内存在感染源，需要进行规范抗感染治疗，注意防止感染的扩散从而增加围手术期的风险。
- 肝肾功能评价：肝肾功能的状态直接关系到患者对药物的代谢能力，是评估其药物代谢的重要依据。通过抽血检查，可以明确患者的肝肾功能是否正常，进而为选择合适的药物种类、调整适宜的用药剂量提供有力支持，有效避免因药物代谢障碍而引发的肝、肾功能衰竭，或者麻醉苏醒延迟等后果。
- 凝血功能检测：凝血功能异常是手术过程中大出血风险增加的主要原因之一。因此，在麻醉前进行凝血功能检查显得尤为重要。通过这一检查，我们能够准确评估患者的凝血状态，选择合适的麻醉和手术方式，并且制订个性化的抗凝或止血方案。

精准评估患者对麻醉的耐受性，确保麻醉安全

麻醉药的应用涉及复杂的生理过程，不同患者因其体质差异，对麻醉药的耐受程度也各不相同。当肝肾功能出现异常时，药物的代谢与排泄过程可能会受到阻碍，导致药物在体内滞留时间过长，浓度过高，进而增加药物中毒、过敏反应等不良反应的风险。通过抽血检查肝肾功能，医生能够直观了解患者的肝肾功能状况，更有针对性地选择合适的麻醉方式、药物种类、用药剂量及术后镇痛方案，以最大限度地减少麻醉药对患者的不良影响，确保围术期麻醉的安全性与有效性。

常见检查项目

检查项目	目　的
血常规	评估是否存在感染、贫血等其他情况
生化检查	评估肝肾功能、血糖及电解质平衡等情况
凝血功能检查	评估血液凝固能力，确保术中凝血正常
心电图	协助诊断和发现心律失常性疾病
胸部 X 线片 /CT	协助诊断呼吸系统疾病，如肺炎、肺占位等
肺功能检查	协助诊断呼吸系统疾病，如慢性阻塞性肺疾病（COPD）、哮喘等
心脏超声检查	评价心脏结构与功能状态，协助诊断心脏瓣膜性疾病，协助评价心功能

根据检查结果还可能需要完善的检查：包括其他血液指标、冠脉 CTA、头颅 CT 等，详细请遵医嘱

通过细致分析患者的血液成分、生化指标等关键数据，医生能够精准识别患者可能存在的多种潜在风险因素，包括但不限于贫血、电解质失衡、糖尿病等。这些隐匿性疾病若未得到及时的识别与处理，将对患者的手术安全与生命健康构成重大威胁。因此，术前检查在此环节中扮演了至关重要的角色，它们如同"侦察兵"，帮助医

生提前踩点，并迅速采取干预措施，有效降低手术风险，为患者的生命安全保驾护航。

上述所列举的检查仅是术前准备工作的冰山一角。医生还会根据患者的具体情况，灵活安排包括腹部CT、心脏超声、肺功能等辅助评估检查，力求全方位、多角度地评估患者的情况，确保手术以及麻醉的安全与成功。

量身定制个性化手术方案

鉴于每位患者的身体状况与病情均具独特性，手术和麻醉方案的制订必须遵循个体化的原则。通过术前检查，医生能够深入了解患者的具体状况，包括血型、凝血能力、肝肾功能等信息，从而设计出与患者实际情况高度契合的围手术期管理方案。这种个性化的手术规划不仅有助于提升手术的成功率，更能显著降低并发症的发生风险，为患者的术后康复奠定坚实基础。个性化围手术期方案的实施，体现了现代医学对患者个体差异的充分尊重与精准治疗理念。

特别提醒

麻醉前进行抽血等一系列详尽检查是保障手术顺利进行与患者安全不可或缺的关键环节。这些检查如同手术前的"安全网"，不仅让医生能够全面洞悉患者的身体状态与病情细节，还能精准捕捉并妥善处理潜在的风险因素，从而大幅降低手术过程中的不确定性与风险。

因此，患者在面对这些检查与评估时，秉持以积极配合的态度，这不仅是对医生工作的尊重，更是对自己健康负责的表现。同时，患者还需重视术前与医生的沟通和充分的自我准备，如保证充足的睡眠、遵循医生的饮食指导、呼吸锻炼、调整心态保持情绪稳定等，这些都将为手术的顺利进行与术后的快速康复奠定坚实的基础。

4. 您适合哪种麻醉

"医生，我怕痛，麻醉药能不能多打一点？"

"医生，我胆子小，我不要晓得，麻烦你让我睡着。"

"医生，麻醉药打多了脑子不好，你给我半麻哦。"

在平时临床工作中，患者常会提出各种各样关于麻醉的要求。那么，您真正了解麻醉吗？麻醉有哪些分类？应该怎么选择呢？

早在公元 2 世纪，我国就有关于麻醉的传说记载：华佗"酒服麻沸散，即醉无知觉"。到公元 19 世纪中后叶，美国的牙医威廉·莫顿在美国马萨诸塞州总医院首次公开展示乙醚吸入麻醉取得成功，标志着麻醉学的诞生。麻醉作为现代外科史上的三大里程碑之一，与医疗的进步有着密切的关系。现代麻醉学已逐步向围术期医学发展。麻醉医生不仅是手术的配合者，更是在整个医疗过程中都发挥着关键性的作用。

常用的麻醉方法有哪些

目前的常用的麻醉方法大致可以分为以下六大类。

（1）全身麻醉（简称全麻）

麻醉药通过静脉或者吸入等途径进入体内，抑制中枢神经活动，使患者意识消失，这就是全身麻醉。通俗点讲，全麻就是"睡一觉"。

根据麻醉药进入体内的途径，全身麻醉可分为吸入全身麻醉、静脉全身麻醉和静吸复合麻醉；根据全身麻醉期间是否保留自主呼吸，又可分为插管全身麻醉和非插管全身麻醉。插管全麻时，医生可能会使用气管导管或者是喉罩等辅助维持患者气道通畅。当只需要进行例如胃肠镜检查这类检查性诊疗时，医生可能会选择保留患者自主呼吸，采取非插管全身麻醉。

（2）椎管内麻醉（俗称半麻）

一般是指通过麻醉医生的操作，将局部麻醉药注入椎管内的不同腔隙，阻滞相应的神经的传导，使其所支配区域的感觉、运动、反射功能暂时性受阻。椎管就是俗称的"背脊"。脊髓的神经根从椎管里穿出，分布到各个支配区域，因此麻醉剂如果在这些腔隙里就可以阻滞这些神经，起到麻醉的作用。

根据注入椎管内结构位置的不同，可分为硬膜外麻醉、蛛网膜下腔麻醉（简称腰麻）、骶管麻醉和蛛网膜下腔与硬膜外腔联合麻醉等。像剖宫产手术、痔疮手术等，一般使用椎管内麻醉就可以满足手术的需要。实施了半身麻醉以后，患者通常可以保持神志清醒，但是手术部位不会出现疼痛和运动。

（3）神经阻滞麻醉

神经阻滞主要是指将局麻药注入至身体的神经干、神经丛或神经节旁，暂时阻断该神经的传导功能，使该神经支配的区域产生麻醉作用。在临床，比如口腔科就常常采取这种麻醉方式。随着技术的发展，麻醉医生可以在B超和神经刺激仪等仪器的帮助下进行神经阻滞。这些仪器可以直接帮医生找到需要阻滞的神经，避开容易受损的血管和其他组织，使操作更加安全。

（4）局部浸润和表面麻醉

局部浸润麻醉（局麻）和表面麻醉主要是指将局部麻醉药直接打在手术部位周围的皮下或敷在皮肤上，来麻醉表皮的神经。这种麻醉方案一般用来满足浅表短小手术，比如说切个表皮的痣等。

（5）麻醉监测下管理

目前将麻醉医生使用麻醉相关的技术参与局部麻醉患者的监测；或者是对接受诊断性或治疗性操作的患者，使用镇痛药或镇静药的过程，统称为麻醉监测下管理。通俗点讲就是在一些检查或局部麻醉的手术中，由麻醉医生给患者使用一些药物进行镇静、镇痛，提供更加舒适的体验。比如一个3岁的小孩子需要进行头颅磁共振检查，麻醉医生可能会提供程序性镇静，使用一些镇静催眠药，使孩子配合检查。这个过程绝不是简单的灌一点"迷魂汤"，使用的药物大多是麻醉药或者精神类药品，需要对镇静深度有很好的管理，否则反而威胁医疗安全。

(6)联合麻醉

联合麻醉是指使用了以上两种或两种以上麻醉方式的麻醉。比如前面提到的神经阻滞麻醉不一定是单独应用的,它可以和全身麻醉组合,形成联合麻醉,这样可以更好地减少疼痛和伤害性刺激的影响,同时又可以减少全身麻醉的药物剂量,提高麻醉效果,减少相应的不良反应。

麻醉方式有很多种,怎么选才好

麻醉医生会根据手术的部位和方式选择一种合适的麻醉方式。比如下腹部手术可以考虑半身麻醉。如果是颅脑手术或者肺部手术,全身麻醉会更加合适。

选择麻醉方式也需要考虑患者本身的情况。这里包括四个方面:首先考虑不同年龄阶段的患者可能有一些特殊的生理特点,比如老年人、青年人、孩子等都有各自的特点;其次,还要考虑个体不同基础身体状况和疾病情况;再次,需结合现有的技术设备水平,麻醉医生自身技术特长等;最后,患者的意愿同样会被考虑。比如,一个身体很好的45岁女性,脚踝骨折了,需要放个钢钉内固定。一般来说,半身麻醉就可以满足手术需要,但如果患者特别害怕手术,也可以考虑神经阻滞联合全身麻醉,给患者提供完善的镇痛和舒适的体验。

因此在术前,麻醉医生会提前访视,评估患者的情况,患者可以在这个时候充分提出要求和疑惑,和医生一起制订出最适合的个人麻醉方案。

麻醉方式的选择是麻醉临床工作最重要的部分之一。当然,麻醉医生的工作远不止这些。选择适合的麻醉方案、药品的同时,还需要精细地管理患者的气道、循环、疼痛等各种生命体征,保证患者平稳地度过围手术期。麻醉的种类千千万,但是要相信专业的力量。虽然过程很复杂,但是请和你的麻醉医生充分沟通,相信在医患双方共同的努力下,医疗会变得更加"个性化"和"人性化"。

5. 您术前吃饭喝水了吗

在手术前，患者往往会接受麻醉医生和护士的术前访视指导，其中包括"明日将进行手术，请于今晚十点后禁食，次日早上六点起禁饮"这样的提醒。然而，这一提醒常令不少患者感到困惑，他们担心空腹状态会影响手术的承受能力。更有甚者，一些患者及家属认为手术前应饱餐一顿，以增强身体的耐受力。遗憾的是，有时因患者未遵循医嘱，隐瞒了术前进食的情况，最终导致手术不得不临时取消。

为什么术前需要禁食禁饮呢

人体在正常生理条件下，食管与胃之间有一道关键的"食管下括约肌"，宛如一道闸门，有效阻止食物和胃酸等逆流至口腔或误入气管，确保吞咽动作的正确导向——食物进入食管，而非气管。一旦这种吞咽反射被扰乱（如饮水呛咳），少量水分误入气管即可触发剧烈咳嗽，这是身体自然的防御机制，通过气管和支气管内感受器激活咳嗽反射，以清除异物。

然而，在麻醉状态下，这些自我保护机制会显著减弱甚至失效。括约肌的闸门作用不再可靠，咳嗽反射受到抑制，导致食物与胃酸更容易逆流并可能误入气管。若异物被吸入肺部，将引发吸入性肺炎，严重时可危及生命。因此，术前禁食禁饮是确保患者安全的重要措施。

但当患者需紧急手术时，患者应主动向麻醉医生讲明进食与饮水的类型、时间和量。麻醉医生需要提前制订并实施相应的预防与应对策略，以保障患者的安全，降低围术期风险。

术前如何恰当地"禁食禁饮"以确保手术顺利进行

对于一般患者而言，术前需遵循一套"2-4-6-8"的禁食禁饮原则，即根据食物和饮料的类型，在手术前不同时间段内停止摄入。

术前禁食禁饮原则

2 清饮料	种类：包括清水、无糖碳酸饮料、普通糖水、清茶（无奶）及黑咖啡（无奶）。含酒精饮品、牛奶及配方奶不属于此列 时间：至少在手术前2个小时停止饮用量：控制在每千克体重5毫升以内，或总量不超过300毫升
4 婴幼儿的限制	母乳：手术前4个小时停止喂哺 配方奶粉或牛奶：手术前6个小时停止喂养（因母乳较后两者更易消化排空）
6 易消化固体	种类：主要指以碳水化合物为主的食品，如面包、面条、馒头、米饭等 时间：手术前至少6个小时停止进食
8 不易消化固体	种类：包括肉类和油炸类食品，因脂肪含量高，胃内停留时间长 时间：至少在手术前8个小时停止进食

特殊情况说明：

- 对于胃肠功能异常的患者（如胃轻瘫、胃肠道梗阻、胃食管反流病等）或需进行消化道手术者，禁食禁饮方案需更加严格，应严格遵循医生的个性化指导。
- 糖尿病及老年体弱患者，长时间禁食禁饮可能导致低血糖、晕厥，可遵医嘱静脉补液。
- 对于术前需服用药物的患者（如高血压药），医生允许在术前1～2个小时内用极少量清水（如60千克体重患者不超过30毫升）送服。
- 请务必根据个人情况，遵循医生具体指导来执行术前禁食禁饮计划，以确保手术的安全与顺利进行。

> **特别提醒**
>
> 当术前口渴难耐时,建议使用棉签轻蘸清水,温柔地滋润双唇以缓解不适;若仍感不适,可尝试轻微抿吸湿润的棉签以获取片刻舒缓。但在此,必须严肃告诉各位即将接受手术的朋友:若不慎在术前私自进食或饮水,务必向麻醉医生坦诚相告,切勿因顾虑而有所隐瞒!因为这一行为直接关系到手术安全与生命安危。患者的积极配合与遵循医嘱至关重要。

6. 您的牙齿好不好

牙齿作为人体中最坚硬的器官之一,其重要性不言而喻。牙齿不仅是日常饮食中咀嚼食物的得力助手,助力我们享受美食的滋味;同时,也是语言交流的关键工具,让我们的言辞更加清晰有力。此外,牙齿还对面部轮廓的塑造起着至关重要的作用,一定程度上决定我们的颜值。

牙齿的分类与命名

根据形态和功能的差异,牙齿分为切牙(门牙)、尖牙(虎牙)、前磨牙和磨牙(盘牙)四大类。切牙的边缘锋利,负责切割食物,开启消化的第一步;尖牙以其尖锐的牙尖,擅长撕裂食物,展现其强大的力量;前磨牙和磨牙如同口腔中的研磨机,将食物细细磨碎,为后续的消化吸收做好准备。

然而,牙齿并非永远坚固如初。一些因素如牙根周围组织的病变,可能会引起牙周组织的慢性炎症,导致牙槽骨吸收,进而削弱牙齿的支持力量。此外,咬合创伤、突然咬硬物或遭受外伤等因素,也可能对牙齿造成损伤，导致其松动甚至脱落。因此，我们需要时刻关注牙齿的健康状况，定期进行口腔检查和维护，确保牙齿的稳固与功能正常。

牙齿与麻醉有什么关系

全身麻醉是通过静脉或吸入等方式使药物进入患者体内，使患者中枢神经系统受到抑制（就是人们所说的进入一种深度睡眠状态），从而失去意识和疼痛感的一种状态。在这种状态下，患者可以完全放松，方便医生进行手术操作。

全身麻醉中与牙齿密切相关的重要步骤就是气管插管。气管插管是将特制的导管通过口腔或鼻腔置入气管或支气管内的方法，该操作可以为术中机械通气供氧、呼吸道分泌物吸引等提供最佳条件。气管插管术在麻醉、重症监护、急诊抢救等场景中发挥着至关重要的作用。

在医学中，门牙的健康状况及其形态特征往往受到广泛关注。然而门牙的某些特征，如凸起，可能与一种被称为"困难气道"的医学状况有着微妙的联系。困难气道是指在进行气管插管等医疗操作时，由于患者气道解剖结构异常或功能异常，导致插管过程出现困难或无法顺利完成的情况。门牙凸起与困难气道之间的关系可能并不直接，但在某些情况下，门牙凸起可能会成为困难气道的一个潜在因素。具体来说，当门牙过于凸起时，可能会影响到口腔和喉部的空间布局，使得气管插管操作变得困难。此外，门牙凸起还可能影响患者嘴巴可以置入喉镜的空间，从而进一步增加困难气道的风险。

然而，需要注意的是，门牙凸起并不是导致困难气道的独立危险因素，而且并非所有门牙凸起的患者都会出现困难气道的情况。因此，医生会综合评估患者的整体情况，给出专业的建议。

牙齿松动与麻醉的关系

对于有牙齿松动的患者来说，气管插管操作可能会增加牙齿脱落的风险。这是因为气管插管需要在口腔这一有限空间内进行操作，如果操作不当或牙齿松动程度较严重就可能导致牙齿脱落。脱落的牙齿又可能会给患者带来进一步的并发症，如气道或食管损伤、肺不张和肺部感染等。

因此，麻醉医生可能会在患者松动的牙齿上系一根线，并把线的另一端固定，以防松动的牙齿脱落后对食道和气道造成损伤，以及引起其他并发症。对于有牙齿松动的患者来说，在全麻手术前应及时告知医生自己的情况，以便医生能够采取合理的预防措施，如操作轻柔、避开牙齿松动的区域，甚至采用特殊的插管方式等。

7. 您抽烟吗

> 张老师今年退休，却在体检时发现了自己有一个比较大的肾囊肿，打算手术切除。在手术前，医生得知张老师是每天吸一包烟的老烟民了，于是严肃地叮嘱他戒烟。可是要他改掉这个30年的习惯并不容易。张老师非常疑惑，为什么做个手术还需要戒烟呢？

吸烟对身体各方面的危害

香烟中含有多种有害物质，如尼古丁、焦油、一氧化碳等。长期吸烟会对呼吸系统、心血管系统等造成严重损害。长期吸烟会使肺的通气和换气功能下降，还会促使动脉粥样硬化，使血管壁增厚、变硬、失去弹性，管腔狭窄。

（1）吸烟对呼吸系统的影响

尼古丁具有高度的刺激性，可导致支气管黏膜纤毛运动减弱甚至停滞。纤毛功能受损使得痰液等分泌物在呼吸道内积聚，增加了肺部感染的风险。焦油会沉积在呼吸道黏膜上，逐渐破坏黏膜的正常结构和功能，引起炎症反应。如果继续吸烟，手术过程中的麻醉和气管插管操作可能会进一步刺激呼吸道，加重炎症反应，增加术后出现呼吸困难、肺部感染等并发症的概率。

（2）吸烟对心血管系统的危害

吸烟是心血管疾病的重要危险因素之一。尼古丁会刺激交感神经兴奋，促使儿茶酚胺释放，导致血压升高、心率加快，增加心脏的负担。一氧化碳与血红蛋白的亲和力是氧气的200～250倍，形成碳氧血红蛋白，会降低血液的携氧能力，导致心肌缺氧。

手术会引起包括心血管系统在内的一系列生理反应。如果患者在术前心血管系统已经受损，手术的应激反应可能会诱发心肌梗死、心律失常等严重的问题，威胁生命安全。

（3）吸烟对免疫系统的抑制

吸烟会影响白细胞的活性和数量，使其抗感染的能力下降，从而抑制免疫系统的功能，降低身体对病原体的抵抗力。

在手术后，患者的身体需要调动免疫系统来应对创伤和感染。如果术前吸烟导致免疫系统功能减弱，术后感染的风险将显著增加，伤口愈合也会受到影响，延长住院时间，增加治疗费用。

吸烟对伤口愈合的不良影响

伤口愈合是一个复杂的生理过程，需要充足的氧气和营养物质供应。吸烟会导致血管收缩，减少伤口部位的血液供应，从而影响氧气和营养物质的输送。尼古丁还会通过抑制成纤维细胞增殖，减少局部血供及降低维生素C的吸收，干扰胶原蛋白的合成与沉积，而胶原蛋白是伤口愈合过程中形成新组织的重要成分。缺乏足够的胶原蛋白会导致伤口愈合缓慢、愈合质量差，甚至可能出现伤口裂开等严重情况。

术前多久戒烟才有效

术前吸烟会明显增加手术的风险和并发症的发生率。研究表明，吸烟患者在手术后出现肺部感染、心血管并发症、伤口愈合不良等问题的概率远远高于非吸烟患者。这些并发症不仅会延长患者的康复时间，增加患者的痛苦，还可能导致手术效果不佳，甚至危及生命。因此，为了确保手术的安全和成功，医生常会要求患者术前戒烟。

一般来说，戒烟时间越长，对手术的益处越大。如果能在手术前至少 4 周戒烟，呼吸系统和心血管系统的功能都会有一定程度的改善，免疫系统也会逐渐恢复，从而降低手术风险。当然，即使在手术前较短时间内戒烟，也比继续吸烟要好。因为戒烟后，体内的尼古丁等有害物质会逐渐代谢排出，身体会开始自我修复的过程。

特别提醒

术前戒烟是保障手术安全和促进术后康复的重要措施。患者应该充分认识到戒烟的重要性，听从医生的建议，坚定戒烟决心，为手术的顺利进行和身体的早日康复创造良好的条件。可以采取一些有效的方法，如逐渐减少吸烟量、使用尼古丁替代疗法、寻求心理支持等。同时，家人和朋友的鼓励和监督也对戒烟的成功起到重要作用。

8. 您感冒了吗

> 家人发现7岁的牛牛平时看东西两只眼睛不同步，经过医生诊断，牛牛患了斜视，预约了在暑假做斜视手术。术前医生来问诊的时候发现牛牛不停打喷嚏、咳嗽、流鼻涕，原来牛牛不小心着凉感冒了，于是医生让他推迟手术。一个小感冒的影响这么大吗？

感冒会影响麻醉吗

感冒的全称为上呼吸道感染，通常由病毒引起。在感冒期间，身体会经历一系列的病理、生理变化：呼吸道黏膜出现炎症反应，导致充血、水肿和分泌物增多；鼻黏膜肿胀，引起鼻塞；咽喉部黏膜炎症可能导致咽痛和咳嗽；气道的敏感性增加，更容易受到刺激而发生痉挛。同时，免疫系统被激活，身体产生炎症介质来对抗病毒感染。这些炎症介质可能会影响心血管系统和呼吸系统的功能。

麻醉主要通过药物来可逆性地抑制神经系统的功能，然而麻醉药也会对呼吸和心血管系统产生一定的影响。全身麻醉时，患者的呼吸功能会受到抑制，需要依靠呼吸机来维持呼吸。而区域麻醉，如椎管内麻醉，虽然对呼吸的直接影响较小，但麻醉引起的交感神经阻滞可能导致血压下降，影响心血管系统的稳定性。

评估感冒患者麻醉可行性的因素

- 感冒严重程度：轻微的感冒症状，如仅有轻微的流涕、鼻塞，而无发热、咳嗽、咳痰等，麻醉风险相对较低。但如果感冒症状严重，如高热、频繁剧烈咳嗽、大量咳痰等，麻醉风险会显著增加。
- 手术紧急程度：如果手术是紧急且必需的，如挽救生命的紧急

麻醉可能导致的并发症

呼吸道并发症	感冒导致的气道敏感性增加，在麻醉期间，气管插管和手术操作的刺激可能引发气道痉挛，导致呼吸困难
	喉咽部的炎症和肿胀在麻醉诱导时容易诱发喉痉挛，严重时可导致窒息
	呼吸道分泌物增多，加上咳嗽反射减弱，分泌物不易排出，容易造成肺不张和肺部感染
心血管系统并发症	感冒引起的炎症反应和免疫系统激活可能导致心血管系统的应激反应增强。在麻醉过程中，这可能增加心律失常、心肌缺血等心血管并发症的发生风险
麻醉后苏醒延迟	感冒时身体的代谢和功能可能受到一定影响，麻醉药的代谢和清除可能减慢，导致麻醉苏醒延迟，增加术后恢复的不确定性
增加手术风险	由于呼吸道并发症和心血管系统的不稳定，手术过程中的风险也相应增加，可能影响手术的顺利进行和术后的恢复

手术，即使患者感冒，也可能需要在权衡利弊后进行麻醉和手术，并采取相应的预防措施来降低风险。

- 患者基础状况：如果患者本身存在心肺等基础疾病，感冒可能会使这些疾病加重，从而进一步增加麻醉风险。
- 麻醉方式选择：不同的麻醉方式对呼吸道的影响程度不同。全身麻醉对呼吸道的管理要求较高，风险相对较大；而区域麻醉如外周神经阻滞等对呼吸道的影响相对较小，但也需要综合考虑患者的整体情况。

感冒患者麻醉前的准备和处理

如果感冒症状不严重，但手术并非紧急，一般建议延迟手术1~2周，待感冒完全恢复后再进行麻醉和手术，以降低风险。

术前，麻醉医生会详细询问患者的感冒症状、发病时间、既往病史等，并进行体格检查和必要的实验室检查，如血常规、胸片等，

以评估患者的呼吸道和心肺功能。对于感冒患者，可能会给予对症治疗，如止咳祛痰、减轻鼻黏膜充血等，以缓解症状，减少呼吸道分泌物。

如果决定在感冒期间进行麻醉，麻醉医生会在麻醉过程中更加密切地监测患者的呼吸、循环等生命体征，采取适当的通气策略，确保呼吸道通畅，并准备好应对可能出现的并发症的急救措施。

儿童的呼吸道相对狭窄，免疫系统尚未发育完善，在感冒期间进行麻醉的风险更高。因此，对于感冒的患儿，麻醉医生通常会更加谨慎地评估麻醉的可行性，并在必要时推迟手术。

> **特别提醒**
>
> 感冒时能否进行麻醉不能简单地一概而论，需要综合考虑感冒的严重程度、手术的紧急性、患者的基础健康状况及麻醉方式等多种因素。麻醉医生在做出决策时会权衡利弊，以确保患者的安全。患者在术前如果患上感冒，应及时告知医生，遵循医生的建议进行处理。同时，要重视预防感冒，保持良好的生活习惯和健康状态，为手术的顺利进行创造有利条件。

9. 您睡觉时会打呼噜吗

打鼾这个看似平常的现象，其实可能隐藏着一些不为人知的健康问题。在术前访视的时候，患者时常会被麻醉医生问睡觉是否打鼾。很多人会疑惑，打鼾和麻醉手术有什么关系呢？

打鼾到底是怎么回事

打鼾是呼吸时气流通过狭窄的气道时产生振动而发出的声音，就像河流在狭窄的河道中流淌会发出哗哗的声响一样。有些人打鼾可能只是偶尔的现象，比如疲劳或饮酒后，但对于一些人来说，打鼾却是一种长期存在的问题。

气道结构异常是打鼾的常见原因之一，比如鼻中隔偏曲、鼻甲肥大、腺样体肥大等，这些情况都会导致气道狭窄，气流通过时就容易发生打鼾。肥胖也是导致打鼾的重要因素之一。过多的脂肪堆积在身体上，尤其是颈部，如同脖子上挂了一个沉重的"包袱"，压迫气道，使气流通过变得更加困难，从而增加打鼾的概率。此外，睡眠姿势也可能会造成打鼾，如仰卧时，舌根可能会后坠，进一步阻塞气道，引发打鼾。还有一些其他因素如饮酒、疲劳、某些疾病等，也可能成为打鼾的"帮凶"。

打鼾对麻醉的影响

打鼾患者的气道往往存在一定的狭窄或不稳定因素，这会增加麻醉过程中呼吸管理的难度。麻醉药的使用可能会进一步松弛气道肌肉，使原本就狭窄的气道变得更加狭窄，甚至可能完全阻塞气道，就像原本就不宽敞的道路又被占用了一条"车道"，使车辆行驶更加困难。在这种情况下，患者在麻醉后可能更容易出现呼吸问题，如呼吸困难、低氧血症等，这对患者的安全可是一个不小的威胁。

面对打鼾对麻醉的影响，首先医生会对患者进行全面的评估。如果确认为困难气道，又不可避免需要使用全身麻醉，那么清醒气管插管就可能成为一种必要的选择。清醒气管插管是在患者保持清醒状态下进行的气管插管操作。与传统的气管插管相比，清醒气管插管有独特的优势，可以在插管过程中更好地评估和保护患者的气道，减少意外发生的风险。同时，清醒气管插管需要患者的配合和理解。患者在这个过程中可能会感到一些不适，但只要积极配合医生的操作，就能顺利完成插管。

在麻醉过程中，医生会密切关注患者的呼吸状态，及时采取措施保障呼吸通畅，同时做好应急处理预案，以防出现意外情况。术后需要密切观察鼾症患者的呼吸状况，及时发现并处理问题。患者也需要注意休息和恢复，保持良好的生活习惯，有助于改善气道状况。

> **特别提醒**
>
> 打鼾虽然是一个常见的现象，但它可能对麻醉过程产生影响。清醒气管插管是应对打鼾对麻醉影响的一种重要手段。在生活中，我们也要关注自己的健康，积极预防和治疗打鼾。

10. 您过敏吗

春回大地，万物复苏之际，春暖花开意味着空气中的花粉浓度显著增加。随着气温的节节攀升，这一自然现象对于花粉过敏的人群而言，往往伴随着症状加重的风险，即便是原本体质健康的人，也可能首次遭遇过敏的困扰。在此背景下，部分具有过敏体质的患者尤为关切，他们心中难免生起一丝忧虑——在这样的身体状况下，如果恰巧需要手术，麻醉操作是否安全无虞？

有过敏史与麻醉有什么关系

在麻醉前人们常常被医护人员问及是否有过敏史。过敏史是指在既往生活中曾对某些物质即过敏原发生过敏反应的病史。诱发过敏反应的物质（医学上称为抗原，如花粉、螨虫、鸡蛋、海鲜等，可以是任何物质）称为过敏原。过敏原是过敏发生的必要条件，又称为致敏原或变应原。常见的能引起过敏反应的抗原物质有 2 000～3 000 种，医学文献记载的可能达到近 2 万种。过敏原通过吸入、食入、注射或接触等方法，使身体产生过敏现象。

在整个手术和麻醉期间，患者会接触一些可能致敏的物质，这些药物或者是物品的使用都可能导致患者出现过敏，从而对手术的开展和身体的康复产生不必要的麻烦。

过敏的表现有哪些

围手术期过敏反应的主要触发药物或物质包括多种，其中最常见的是肌松药类（一种麻醉药的种类）。此外，乳胶、抗生素、明胶、酯类局麻药、血液制品及鱼精蛋白等也常被列为可能引起过敏反应的物质。值得注意的是，尽管列出了这些常见的过敏原，但仍有可能存在其他未预料到的过敏原。因此，对过敏反应保持高度警惕至关重要。

过敏反应的常见表现多样，围手术期过敏反应大部分均有心血管系统表现、支气管痉挛和皮肤、黏膜症状，也有部分患者仅有其中 1～2 种表现。根据过敏反应的严重程度，将临床表现分为 4 级。

过敏的程度及临床表现

过敏的程度	临床表现
Ⅰ级	皮肤潮红、出现斑丘疹和荨麻疹
Ⅱ级	皮肤症状，低血压、心动过速；呼吸困难和胃肠道症状
Ⅲ级	皮肤症状；心动过速或心动过缓和心律紊乱；支气管痉挛及胃肠功能紊乱
Ⅳ级	心脏停搏

如何预防过敏反应

对于过敏反应而言，必须强调预防为主，最好是预先发现和减少潜在的危险。主要的措施包括以下内容。

- 术前访视时，需详细询问患者的病史包括花粉、食物及各种药物过敏史。
- 若患者已诉有麻醉药过敏史，建议患者进行麻醉常用药物或术中用到的麻醉药的过敏原试验，为避免危险用药，发生严重不良反应，麻醉医生会根据结果选择避开药物过敏的麻醉药，确保患者安全。
- 使用容易致敏药物前，做好抢救准备，急救设备及药物应处于随时备用状态。
- 严格掌握用药适应证，不用容易导致过敏的药物，对必须使用已知致敏药物时，应先脱敏。并在用药前使用预防性药物。
- 预防性应用抗过敏药，包括 H_1 受体拮抗剂（仙特敏、苯海拉明）、H_2 受体拮抗剂（西咪替丁、雷尼替丁）和皮质类固醇（泼尼松）。
- 疑似过敏病例，尽量避免使用可能诱发过敏反应的药物，必要时对高危人群进行系统筛查。
- 对乳胶有潜在过敏的人群，术中可能接触乳胶环境（包括呼吸气囊、呼吸机回路、面罩、乳胶手套、止血带、针筒内芯、静脉补液通路等）都应避免，改用不含乳胶的替代品。

因此，如果患者有既往过敏史，特别是与围手术期过敏原相关的过敏史就需特别注意，与无过敏史患者相比，麻醉风险会相应增加。

万一发生过敏怎么办

首先，在麻醉与手术的全流程中，麻醉医生始终坚守岗位，紧密关注患者的每一个细微变化。及时发现并妥善处理过敏反应，是确保患者生命安全与救治成功的核心要素。针对过敏反应，主要的治疗策略包括迅速应用抗过敏药、激素及血管活性药，以有效缓解和控制症状。

其次，对于具有过敏史的患者而言，术前详尽的评估与准备至关重要。麻醉医生会通过精心规划的术前方案，结合患者的过敏史与身体状况，制订个性化的预防措施。同时，患者的信任与积极配合也是降低围手术期过敏反应风险、提升手术安全性的不可或缺的一环。

然而值得注意的是，在过敏反应急性发作的紧急情况下，出于对患者生命安全的最高考量，医生可能会建议暂停手术麻醉过程，优先确保患者得到及时有效的救治。这一决策旨在最大化地保护患者免受进一步伤害，确保其在稳定状态下再行手术。

> **特别提醒**
>
> 除了过敏反应，还有一种叫"类过敏反应"的反应。过敏反应与类过敏反应，虽然名字相近，但它们在发生机制和临床表现上却有着显著的区别。相比之下，类过敏反应则是一种较为温和的反应，它不涉及免疫球蛋白的直接介入，也没有肥大细胞的广泛激活。
>
> 在类过敏反应中，主要是嗜碱性粒细胞被激活，并释放少量的组胺等介质。由于缺少肥大细胞的大量参与，类过敏反应的症状通常较轻，且发生频率在围手术期过敏反应中约占40%。
>
> 尽管症状相对较轻，但类过敏反应仍可能引起患者的不适，因此在医疗过程中仍需予以关注和处理。

11. 您颈椎好不好

随着现代生活方式的改变，颈椎病作为一种常见的脊柱疾病，发病率逐年上升。该病不仅影响患者的生活质量，还可能引发一系列严重的并发症，危害人体健康。在医疗领域，颈椎的健康状况与麻醉风险之间确实存在一定的关联。"颈椎不好"可能指的是颈椎出现了一系列问题，如颈椎疼痛、僵硬、活动受限等。这些问题可能由多种因素导致，如姿势不良、受凉、颈椎突出等。而当患者面临需要麻醉的手术时，这些颈椎问题可能会增加麻醉的风险。

颈椎问题有什么危害

长时间的不良坐姿，如经常低头看手机或电脑，会导致颈椎的生理曲度变直，甚至反弓。这种改变会使颈椎承受更大的压力，容易引起颈椎疼痛。颈椎在受到寒冷刺激后，局部血液循环可能会受到影响，导致颈椎疼痛和僵硬。此外，随着年龄的增长，颈椎可能会发生退行性改变，导致颈椎突出。这可能会压迫到神经和血管，引起一系列症状。

颈椎问题会导致哪些麻醉风险

颈椎是连接头部和身体的重要桥梁，保护着脊髓和神经根等重要结构。因此，颈椎的健康状况直接关系到神经系统的功能。当颈椎出现问题时，可能会影响到神经系统的传导功能，导致一系列症状。如果患者的颈椎不稳定或受到压迫，可能会进一步加重神经系统的损伤。

颈椎中的血管负责向头部供应血液和氧气。当颈椎出现问题时，可能会影响到这些血管的通畅性，导致头部供血不足。如果患者的颈椎受到压迫或损伤，可能会进一步影响头部的血液循环和供氧情况，增加手术风险。

颈椎问题主要导致以下手术中的麻醉风险。

- 肌肉松弛与骨骼松动：某些麻醉药会导致肌肉松弛和骨骼松动，使颈椎处于不稳定的状态。在这种情况下，如果患者的颈椎已经存在问题，如颈椎突出或关节退变，那么麻醉后颈椎的稳定性可能会进一步下降，增加颈椎损伤的风险。
- 影响手术体位：在手术过程中，患者通常需要保持特定的体位，如仰卧位或俯卧位。这些体位可能会对颈椎产生一定的压力。如果患者本身颈椎就不好，这种压力可能会加重患者颈椎的症状，甚至导致颈椎损伤。
- 疼痛与应激反应：颈椎问题可能导致患者在麻醉后出现疼痛或僵硬感。这种不适感可能会引发患者的应激反应，如血压升高、心率加快等。这些生理变化可能会增加手术和麻醉的风险。

如何降低颈椎病患者的麻醉风险

在手术前，医生会对患者进行全面的评估，包括颈椎的健康状况。如果患者存在颈椎问题，医生会制订相应的措施来降低麻醉风险。医生会根据患者的具体情况选择合适的麻醉方式。对于颈椎有问题的患者，可能会选择局部麻醉或神经阻滞麻醉等方式，以减少对颈椎的影响。

在手术过程中，医生会采取一系列措施来保护患者的颈椎，如使用颈托、调整手术床等。这些措施可以确保患者的颈椎在手术过程中保持稳定。手术后，医生会密切关注患者的颈椎状况。如果出现颈椎疼痛或僵硬感等症状，医生会及时进行处理，以减轻患者的不适感并降低并发症的风险。

12. 有吸毒史的人能进行麻醉吗

吸毒是一种严重危害健康和社会的行为，对人体的生理和心理产生深远的影响。然而，当面对有吸毒史的患者时，麻醉的实施就变得较为复杂和具有挑战性，医生需要谨慎评估和权衡各种因素。

了解吸毒史的具体情况至关重要

吸毒的类型、频率、持续时间等因素都对麻醉的决策有重要意义。不同类型的毒品对身体的影响方式各异。例如，长期吸食阿片类毒品（如吗啡、海洛因等）的人，其身体可能对这类药物产生一定的耐受性和依赖性。在这种情况下，患者需要向医护人员交代清楚吸毒史，麻醉医生需要调整麻醉药的剂量和种类，确保既能达到有效的麻醉效果，又能避免因药物过量或不足而带来的风险。

在进行麻醉前，要注意什么

在进行麻醉前，需要进行全面的身体检查和评估，包括了解患者的心肺功能、肝肾功能、神经系统状态等。吸毒可能导致这些器官和系统的功能受损，增加麻醉过程中出现并发症的可能性。如吸毒可能引起心脏疾病、肺部疾病、肝脏损伤等，这不仅会影响麻醉药的代谢和排泄，同时也会增加术中循环衰竭、呼吸抑制等风险。

在麻醉的选择上，需要根据患者的具体情况进行个性化定制。一般来说，全身麻醉、区域麻醉和局部麻醉等都可能被考虑。全身麻醉可以使患者完全失去意识和感觉，但对于有吸毒史且心肺功能较差的患者，可能存在一定风险。区域麻醉（如硬膜外麻醉、神经阻滞等）可以在一定程度上减少全身麻醉的风险，但也需要考虑患者的神经系统状态和对麻醉药的反应。局部麻醉则适用于一些较小的手术或操作，但可能无法提供足够的麻醉深度和舒适度。

在麻醉过程中可能出现的一些特殊问题

有吸毒史的患者对麻醉药产生特殊反应的可能性要高于一般患者，包括过敏反应、过度镇静、呼吸抑制等。这些反应可能比没有吸毒史的患者更为严重和难以预测。同时，吸毒可能导致患者的心理状态不稳定，在麻醉和手术过程中可能出现焦虑、恐惧、烦躁等情绪，这也需要麻醉医生和医护人员给予特别的关注，必要时及时处理。

在麻醉后的恢复阶段，有吸毒史的患者也需要密切监测。他们可能出现术后疼痛加剧、苏醒延迟、呼吸功能恢复缓慢等问题。对于术后疼痛的管理，需要谨慎选择镇痛药，避免因使用不当而导致药物依赖或成瘾的复发。同时，要密切观察患者的呼吸、循环等生命体征，确保患者的安全和舒适。

> **特别提醒**
>
> 社会支持对于有吸毒史的患者非常重要。患者的家人、朋友及社会机构应该给予他们理解、支持和帮助，鼓励他们积极戒毒和恢复健康。同时，也需要加强对吸毒人群的教育和管理，提高他们对吸毒危害的认识，促使他们主动寻求治疗和帮助。在医疗实践中，要始终以患者的安全和健康为首要目标，不断提高专业水平和服务质量。对于有吸毒史的患者，要给予他们充分的尊重和关怀，帮助他们克服困难，走向健康的未来。从另一个角度来说，呼吁全社会共同努力预防和打击吸毒行为。政府应该加强禁毒宣传教育，加大对毒品犯罪的打击力度，同时提供更多的戒毒和康复资源。社会各界也应该积极参与到禁毒工作中来，形成全民禁毒的良好氛围。

13. 您有文身吗

椎管内麻醉即"半身麻醉",是一种常用的麻醉方法,在很多的医疗情境下发挥着重要作用。然而当遇到特定情况时,比如患者后背有文身,患者可能会对半身麻醉的安全性和可行性产生疑问。

文身对麻醉操作有什么影响

椎管内阻滞麻醉是一种使患者在阻滞平面以下,也是我们常说的"下半身"的痛觉可逆性丧失的麻醉方法。它利用麻醉药暂时阻断某些脊髓神经的作用,使患者下半身不能动,并且没有痛觉感受,但患者整体是清醒的,并且保留自主呼吸的能力。半身麻醉常用于下肢手术、剖宫产等医疗操作,具有操作简便、安全性高、并发症少等优点。

而文身是通过在皮肤上刺入颜料形成图案或文字的一种身体装饰方式。在文身部位实施麻醉穿刺可能有以下潜在的风险。

(1)表皮样瘤形成

中空的穿刺针(无论是硬膜外穿刺针还是脊麻针)经皮肤穿刺过程中,上皮的碎片会被困在中空的针孔内,这种现象叫做"coring",即组织取芯。这有可能把表皮的碎片带入硬膜外腔或脑脊液中。虽然有人提出组织取芯与表皮样肿瘤的发生有一定关系,但组织取芯的范围和频率存在争议。研究发现,将不同直径的脊麻针穿刺入蛛网膜下腔抽取的脑脊液,结果每种针内都有良性的上皮细胞,越粗的针中上皮细胞就越多。不过,也有观点认为,虽然各种穿刺针都能导致取芯,但大部分组织是血凝块或脂肪,而不是表皮组织。但是,文身墨水是固定在真皮层的巨噬细胞内,不会沿着针迹移动,这表明针穿过文身皮肤,造成表皮样瘤的风险很小。

(2)皮肤反应

文身染料进入皮肤后,与皮肤结合的过程并不是一个无活性的过程。已有发现,在文身后多年仍然存在非特异性巨噬细胞活化及与外来物质降解相关的不连续的炎症反应。文身部位会发生多种皮肤反应，包括过敏性接触性皮炎、肉芽肿反应、苔藓样反应与假性淋巴瘤。过敏性接触性皮炎主要与永久性文身中使用的金属盐有关。文身颜料含有多种过敏物质，如硫化镉（黄色染料）、氧化铁（棕色染料）、铝酸钴（蓝色染料）、硫化汞（红色染料）、氧化铬（绿色染料）、镁（淡紫色染料）和碳（黑色染料）等。由于染料的成分无法追踪及色素分散较大，所以对染料进行过敏原检测往往很困难。另外，文身颜料中的金属盐易引起肉芽肿反应，病变处通常并不痒，但活检显示是典型肉芽肿。有这些反应的患者通常对相应金属盐的斑贴试验反应阳性。尤其需要注意红色染料。一些研究表明，苔藓样反应及假性淋巴瘤与永久性的红色文身有关，其中镍被怀疑是致病因素。可能的机制是外源性色素中的红色染料作为一种抗原，慢性刺激导致淋巴细胞增殖，色素被直接推入真皮，导致表皮朗格汉斯细胞消失。

（3）神经表现

有报道3例文身后3～6个月发生局灶性神经肌肉功能障碍的病例。推测发生机制是"一种继发于局部炎症变化或色素毒性作用的免疫抑制反应"，但是目前没有明确的研究证实其中的机制。

后背有文身，能否进行半身麻醉

对于后背有文身的患者来说，是否可以进行半身麻醉需要根据具体情况进行评估。以下是一些需要考虑的因素。

- 文身的位置和大小：文身的位置和大小直接影响麻醉穿刺操作的难度和风险。如果文身位于麻醉穿刺点的附近或覆盖了穿刺点，那么穿刺操作可能会变得困难或不可能。此外，大面积的文身也可能增加感染的风险。
- 文身的颜料和成分：不同文身的颜料和成分各异，其中一些可能含有对人体有害的物质。在麻醉前，医生需要了解文身的颜料和成分，并评估其是否可能引发过敏反应。如果文身颜料中存在过敏风险较高的物质，那么可能需要考虑使用其他麻醉方式或进行抗过敏治疗。

- **个体情况**：个体情况也是选择麻醉方式时需要考虑的重要因素。如果患者存在其他基础疾病或并发症，如糖尿病、高血压等，那么可能需要更加谨慎地选择麻醉方式。此外，年龄、体重、心理状态等也可能影响麻醉的选择和效果。

> **特别提醒**
>
> 从麻醉医生的角度来说，降低风险的措施有以下几点：近期（＜2周）新文身的部位应避免进行硬膜外穿刺；如果可能，无论是硬膜外针还是脊麻针，选小号的穿刺针可以减少组织取芯的可能性，并且硬膜外穿刺时一定要带着针芯前进；应通过使用不同的椎间隙、改变入路等方式，尽可能避免通过文身部位进行穿刺。

14. 您睡得好不好

在麻醉医生的日常工作中，常听到半开玩笑的话说："医生，我酒量特别好，该不会麻不倒吧"，甚至关切地嘱咐"给我多用点药"。其实，"麻不倒"的发生概率几乎是零。麻醉药品的使用剂量大部分是根据患者的体重来计算的。当然，麻醉不是一锤子买卖，医生会根据每个患者的基本生命体征及对麻醉的反应，适当地调整用药种类和剂量。因此，担心"睡眠质量不好影响麻醉效果"的患者，像酒量好的患者一样，大可放心好了。麻醉医生会一如既往地尽心尽力，帮助每位患者安全平稳地度过围术期。

"麻醉"这种"睡觉"没那么简单

其实,麻醉与睡眠是有密切关系的。"别紧张,睡一觉就好了",麻醉医生常对进入手术室的患者这样说。同样是闭上眼睛,意识消失,甚至有些人在全麻下会进入梦境。然而麻醉不只是睡一觉那么简单。睡眠是一个生理性的自然过程,身体处于暂时的意识消失状态,但对外界刺激可做出反应,并能迅速恢复清醒状态。而标准的全身麻醉涉及镇静、镇痛、肌松三个方面,为了确保患者在手术刺激下不产生体动,麻醉医生要全程精准调控麻醉深度。另外,大部分全麻需要建立人工通气,即在患者"睡一觉"的过程中,呼吸这种最平常的事也需要医生或机器辅助。当然,最不同于睡眠的是,一般睡眠可以起到巩固记忆的作用,但是全麻后由于麻醉药的影响,患者对全麻诱导前和后一段时间的记忆会出现短暂缺失。

整个围术期的睡眠同样很重要

除了手术中的"睡眠"质量,整个围术期的睡眠质量也正逐渐引起围术期医疗团队的重视。"围手术期"包括患者从决定接受手术治疗开始、术前准备的过程,直到术后基本康复的一段时间。围术期医学是以手术患者为中心价值的学科,是每个麻醉医生必须精通的领域。术中的"睡眠"由麻醉医生悉心照料、保驾护航,而"围术期睡眠障碍"同样值得关注。

围术期的疼痛、焦虑、手术应激、炎症反应、医疗环境等因素,都可能导致围术期睡眠障碍的发生。睡眠障碍表现为入睡困难、睡眠维持时间不足、低睡眠质量等形式,影响患者的日常生活、心情,甚至增加了心血管事件、呼吸功能损害、认知障碍、慢性疼痛等生理健康问题发生的风险。对于外科手术患者更是如此。研究表明,围术期睡眠障碍可导致一系列术后综合征,包括术后谵妄、更高的疼痛评分、更长的住院时间、术后神经认知功能恢复延迟等。

如果患者出现了围术期的睡眠问题,可以积极向医护人员寻求帮助。一方面可以采用药物治疗的方法;另一方面,非药物治疗策略也起着重要的作用。这些措施包括优化病房环境,为围术期患者提供更适宜休息的条件；减少夜间医疗护理工作，减少病房夜间灯光、噪声干扰；与患者及家属的充分沟通以缓解围术期焦虑，并提供适宜的心理支持等。这些措施除了改善围术期睡眠质量，也能切实的改善患者的预后，同时符合了生物－社会－心理医疗模式的价值观念。更高质量的围术期医疗水平既需要多学科的合作，也需要患者、家属与医疗团队的协同努力。在这条道路上，我们仍然任重而道远。

麻醉也可以治疗"睡眠障碍"

说到睡眠障碍的治疗，很多人不了解的是，麻醉学在这一领域也独有优势。2019 年国家卫生健康委员会印发的《麻醉科医疗服务能力建设指南（试行）》明确支持有条件的医院开设麻醉门诊，进行包括睡眠障碍、免疫性疾病、药物依赖等病症的治疗。对于传统药物治疗效果不佳，或是有安眠药依赖的难治性睡眠障碍患者，麻醉睡眠治疗或许可以发挥意想不到的效用。

全身麻醉药对于睡眠是一把"双刃剑"，一方面，麻醉会改变睡眠结构、影响昼夜节律，对睡眠起到不好的作用；另一方面，恰到好处的应用全麻药有利于纠正难治性失眠患者的睡眠债务，改善认知功能。神经调控是麻醉治疗学的优势，譬如星状神经节阻滞技术，在睡眠治疗领域有较多的应用。其原理是抑制交感神经过度兴奋导致的组织器官的交感活动效应，从而改善失眠问题。开拓麻醉治疗在睡眠医学中的发展前景空间，使其更多地参与睡眠医学的多学科团队当中，将为戒断安眠药依赖、综合提升患者预后和满意度提供更多可能性。

目前，麻醉学的主场已不仅限于手术室。围术期医学、麻醉治疗学为新一代的麻醉医师提供了更广阔的发展空间。对于患者而言，在就医体验中给麻醉医生多一分信任，对麻醉学多一分了解，或许能得到意想不到的收获。

15. 您这几日有发热吗

> 小王上个月在公司体检时发现肺部有磨玻璃结节，来医院就诊后医生怀疑恶性的可能性较大，建议进行手术切除治疗。不巧的是上午刚被通知准备明天进行手术，结果今天下午突然发热了，麻醉医生和外科医生商量后一致决定推迟手术，告知他先抽血复查一下感染指标和进行抗生素治疗，等体温降至正常范围和感染指标正常后再安排手术。

发热时进行麻醉对人体有哪些影响

发热是指个人体温升高超出一天里正常体温波动的上限。人体不同身体部位的温度有差异，不同人的基础体温和体温波动幅度不同。发热是人体中枢神经系统体温调定点上调的结果，可以强化免疫系统的作战能力，帮助我们抵抗感染与炎症。

临床上最常见的发热是上呼吸道感染引起的，俗称"感冒"或"上感"，常由病毒感染引起，为自限性疾病，病程约一周。感冒的主要临床表现包括喷嚏、鼻塞、流涕、发热、咳嗽、头痛等，感冒往往还伴随有气管内分泌物的增多和气道反应性的增高。有研究表明，上呼吸道感染患者行麻醉时，围术期呼吸系统并发症的发生率会增加 5~7 倍。大部分全身麻醉时患者是没有自主呼吸的，麻醉医生需要置入气管导管或喉罩进行气道管理。感冒患者的呼吸道分泌物会显著增多，如不能及时清除，术中可能会引起气道堵塞，进而无法正常通气，出现危及生命的状况。

气道反应性增高时进行气管插管或喉罩置入时发生喉痉挛或支气管痉挛的风险显著增加，进而导致全麻期间患者缺氧或二氧化碳蓄积。此外，气管导管置入过程中，可能会将上呼吸道炎症区域病原体带入下呼吸道，进而引起感染加重或播散，术后发生支气管炎、肺炎的风险又大大增加。

除了感冒引起的发热外,围术期体温升高都会引起基础代谢率增加,氧耗剧烈增加,心跳加快,增加身体的负担,患者围手术期心脑肺肾等器官损伤的风险会升高。同时,发热时身体免疫系统在抵御各种攻击,免疫功能下降,术后发生感染的概率增加。发热患者往往更容易出现脱水和电解质紊乱,这些都会增加术后并发症发生的概率。

发热时一定需要推迟手术吗

发热时需不需要推迟手术,先要明确引起发热的原因。当患者需要接受急诊手术,且发热的原因与手术相关的,例如急腹症(包括急性胆囊炎、急性阑尾炎、急性重症胰腺炎、肠梗阻、肠穿孔等),可以暂停手术。因为此类患者在及时接受手术治疗原发病后,随之发热症状就会减轻或消退。

还有一些需要紧急手术抢救的情况,比如颅脑外伤、出血性脑卒中、外伤引起的腹腔脏器破裂出血、异位妊娠破裂、黄体破裂、卵巢囊肿扭转等,不管患者是不是存在发热的情况,都应该积极进行麻醉和手术治疗,但实施急诊和限期手术麻醉应注意前述风险。因此,发热不是麻醉和手术的绝对禁忌,需要根据患者的病情判断。然而发热时,一般的择期手术应该被推迟,尤其是合并各种基础疾病的老年患者和小儿患者,此类患者出现麻醉意外的风险更高,耐受手术的能力更差。

发热时在麻醉方式的选择上有什么不同

相比于椎管内麻醉和区域麻醉而言,气管插管全身麻醉的呼吸系统并发症更高,对患者的心肺功能要求更高,因此心肺功能储备较差的发热患者更应该延迟手术。发热不是椎管内麻醉的绝对禁忌证,但发热患者行椎管内麻醉发生感染的概率会增加,严重时可能会引起颅内感染,因此发热患者应该谨慎选择椎管内麻醉。局部麻醉和神经阻滞的安全性更高，如果可以选择局部麻醉或者神经阻滞麻醉完成手术，更推荐发热患者选择局部麻醉和神经阻滞麻醉，但应该避免在有感染的部位进行穿刺，否则会引起感染播散或加重。

> **特别提醒**
>
> 在排除需要接受紧急手术救治的情况下，大部分发热的患者不推荐行择期手术和麻醉，应该明确发热原因后积极治疗，待体温降至正常范围内再确定合适的麻醉手术时机更为安全。

16. 您或者您的家人有麻醉药品使用的危险经历吗

"家里人有没有手术过？"

"有有有，我公公一年前做过胃癌手术，在手术期间，突然昏迷，然后就再也没有醒过来。"

"什么医院？什么情况？"

"……刚上手术台他就……医生也是说，一打了麻药就发高烧，然后就再也没有醒过来。"

"我知道了，恶性高热！"

以上对话出自2010年的电视剧《医者仁心》里的片段，是剧中麻醉医生江一丹在遇到患者术中出现原因不明的体温快速升高时，与患者家属进行的紧急对话。为什么恶性高热会让一位有着多年临床经验的麻醉医生惊慌失措呢？

什么是恶性高热

恶性高热（MH）是一种极为罕见的遗传性疾病，是由于患者的骨骼肌细胞膜发育存在缺陷导致。在全麻过程中，一旦患者接触了如挥发性吸入麻醉药（如氟烷、安氟醚、异氟醚等）、去极化肌松药（琥珀胆碱）等，就会出现骨骼肌强直性收缩，产生大量能量，导致体温持续快速增高。在没有特异性治疗药物的情况下，一般的降温措施难以控制体温的增高，最终可能导致患者死亡。最重要的是恶性高热是目前已知的唯一一种可由常规麻醉用药引起围术期死亡的遗传性疾病。

由于恶性高热发病率极低，很多麻醉医生在整个行医生涯中可能都不会遇到一例，但是它的死亡率又极高，因而也是众多麻醉医生的噩梦。

恶性高热分为四种类型。爆发型是最常见的一种类型，常在术中突然出现，表现为在接触吸入性卤族麻醉药或去极化肌松药后，核心体温突然急剧升高（40℃以上），一般的降温措施无法缓解；呼气末 CO_2（术中一种常规监测指征）持续升高；咬肌痉挛、牙关紧闭、肌肉僵直；心律失常、心动过速等心血管症状等；咬肌痉挛型常是 MH 早期症状，延迟发作型常在术中 1 个小时内出现；单纯横纹肌溶解型常在术后 24 个小时内发生。

哪些人容易出现恶性高热

恶性高热是一种遗传性疾病，也就是说，如果患者的家人在做手术的过程中发生了恶性高热，那么患者在全麻手术时出现恶性高热的概率会大大增加。也有一些合并先天性疾病的患者，如特发性脊柱侧弯等人群也有一定的风险。

请确保术前主动告知您的麻醉医生相关家族手术史，因为恶性高热是可以通过预防来避免或极大降低其发生率的。如果您有家人曾有恶性高热史或者麻醉中及麻醉后不明原因死亡家族史，麻醉医生会对您进行进一步详细的评估，如有条件可以进行实验室筛查及基因检测来发现您是否为 MH 易感人群。

如何应对恶性高热

尽管恶性高热的死亡率很高,但是这并不意味着遇到它就无路可退了。专业的麻醉医生一般会采取以下措施来应对突发的恶性高热。

- 即刻抢救措施:停止所有已使用的可能诱发恶性高热的麻醉药,如所有的挥发性吸入麻醉药、去极化肌松药;并更换呼吸管路和钠石灰,过度通气。
- 尽快注射特效药丹曲林钠。
- 对症处理措施:降温,纠正酸中毒和电解质紊乱,维持血流动力学稳定,纠正心律失常,持续监测相关指标。
- 其他处理措施:血液净化治疗。

为了您的安全考虑,在手术后我们会根据您恶性高热的严重程度及相关体征和指标选择进入 ICU 继续密切观察。

作为治疗恶性高热的特效药,丹曲林的地位不言而喻。丹曲林是一种突触后肌肉松弛剂,主要作用于骨骼肌,当 MH 发生时及时有效的注射丹曲林可以显著逆转病情进展并改善患者预后。但是由于国内医疗机构使用率低、药物有效期短、进口药物价格昂贵等原因,丹曲林往往无法得到广泛普及,近年来随着我国制药技术的发展,国内仿制药注射用丹曲林钠已经投入临床使用,并且各个省市医疗机构也在逐步建立完善有效的药物储备应急管理机制。

特别提醒

不是所有的恶性高热患者都会有高热表现!不是手术结束就不会发生恶性高热了!

17. 您手术前备血了吗

在和患者沟通手术准备和风险时，我们经常可以听到患者的一类问题："医生，为啥要备血啊？一定要输血吗？输血是不是说明手术风险很大啊？"可想而知，关于手术准备的相关内容，特别是输血的内容，对于普罗大众而言，还是有些"神秘莫测"的。

什么是术前备血

术前准备是指医生根据患者自身情况及其术中和术后可能发生的意外情况，提前做好准备工作，完善相应的预防措施和发生意外后的补救措施。术前备血就是其中的一项重要措施，主要是为了防止在手术过程中出现大出血或者患者本身贫血造成预后不良等急需输血的异常情况。

在术前备血的工作中，主要涉及血型复查、不规则抗体筛查及抗体鉴定、交叉配血等环节。手术患者在入院后先进行 ABO 及 RH 血型鉴定，在术前 1~2 天将输血申请单及患者血标本送达输血科进行备血（急诊患者尽早备血），在手术之前复查血型可以发现之前错定、误定的血型，及时查找原因，必要时重抽血液重新进行血型鉴定，以保证血型的准确性。

对于 RH 血型阴性等稀有血型患者，输血科通过及时和血站联系，尽早准备，以免耽误手术时间；如果血站暂时没有相应血液，择期手术患者，建议医生推迟手术，同时向血站预订相应的血液，确保围手术期血液安全保障体系的有效运行。

备血是不是意味着一定要用血

目前，国际上采用的术前备血方法主要包括两种。一种是传统的手术最大订血清单（MSBOS）。MSBOS 是基于临床用血实际统计，并且实时更新的一种用血量申请建议。在这种方法中，根据不同的手术类型确定交叉配血量，评估不同手术的出血量及输血量，可以减少交叉配血量，节省大量的成本和资源。另一种是更先进的手术备血方程（SBOE）。SBOE通过评估术前和术后血红蛋白含量、围术期出血等手术相关因素，并据此评估不同手术所需的交叉配血单位数，与传统方法相比更能减少血液浪费。

目前临床用血的唯一合法来源是献血志愿者（根据《献血法》表述）。人造血研究开发距离临床应用还有相当一段距离。而随着医学的发展，临床用血长期处于紧缺状态。为此，必须十分珍惜血液，决不能给不需输血的患者输血，白白浪费宝贵的血液制品。

另外，由于目前还存在输血传播疾病的风险，因此必须合理输血，防止不需输血的患者不必要地冒输血风险。千万不能有如人情血、营养血，特别是保险血这样的想法。要根据医生的建议，客观合理的输血。

值得注意的是，备血并不意味着一定要用血。正所谓"居安思危，思则有备，有备无患"，我们要尽可能预判可能发生的意外情况，不打无准备的仗。

患者或家属可到血液管理办公室办理相关用血手续，并缴纳一定的押金，如果住院期间没有用血，出院后可到血液管理办公室办理押金退还。即便住院期间患者已经用血，家属也可以通过献血后，凭借献血证明退还押金。

哪些手术需要术前备血

预计术中时间长、失血多的手术，如脏器移植类手术、心血管外科类手术（心脏、大血管）、矫形外科类手术（脊柱侧弯手术、髋关节手术）、妇产科手术（宫外孕破裂大出血、剖宫产大量失血）和神经外科手术（脑动脉瘤、脑膜瘤）等都需要进行术前备血。当然，还需要参考患者术前的基础状况，也可能需要进行输血治疗，改善围术期的预后。

现在临床上的输血，基本都是指异体血输注，也就是指使用别人捐献的血制品，经过处理后进行输注。可是异体血输注不仅存在一些隐患，而且在血资源匮乏的今天，每一个单位的血都异常珍贵，难以申请。面对手术中可能出现的大量的失血情况，除了输注异体血之外，还有一种方法叫"术前自体血储备"。

术前自体血储备是指手术患者在术前的一段时间内（通常为2~4周），分次采集一定量的自体血（通常200~400毫升），然后储存起来，在手术当天再把这些自体血回输给患者，以满足手术用血的需要。

术前自体血储备具有安全、节约血源、无输血后传染病等优点，对稀有血型和异体蛋白过敏者最为适用。进行自体血储备的患者要求一般状况良好，无贫血、无感染、无严重心肺疾病。

特别提醒

在准备进行手术之前，关于是否需要备血这一重要环节，医生会基于患者的全面情况进行详尽而周密的评估。医生在做出"备血"这一决定时，会充分考虑到手术的安全性和患者的最佳利益，以应对可能出现的意外失血情况，从而保障手术顺利进行及患者术后的快速恢复。

此外，医生还会在术前与您（患者或其家属）进行深入的沟通与交流。这一过程中，医生会详细解释备血的原因、必要性以及相关的风险与益处，同时也会倾听您的疑问和担忧，耐心解答，确保您充分了解手术前的各项准备措施，包括备血安排，从而增强医患之间的信任与合作，共同为手术的成功与患者的健康保驾护航。

18. 您在术前被麻醉医生探望了吗

"明天要做手术了,该做些什么准备呢?医生会来关心我吗?"当得知自己要做手术了,不免会有慌张、焦虑,不知该如何是好的情绪。放心,一般手术前一天麻醉医生都会进行术前评估与访视。

术前评估及访视是麻醉医生根据患者病史、体格检查、实验室检查与特殊检查结果、患者的精神状态在手术前一天对外科患者整体状况做出评估,制订麻醉和围术期管理方案的过程,也是进行或完善术前准备和制订最合适于患者的麻醉方案的基础。包括病史采集、麻醉风险评估、麻醉专科检查、麻醉方案和风险告知、心理疏导等内容,涉及内科、外科、儿科、妇科和感染病科等相关疾病。主要目的是减轻患者术前焦虑、降低围手术期并发症的发生率和死亡率。

手术前麻醉医生会关心什么

麻醉医生首先需要了解患者基本信息,包括年龄、性别、体重、身高等。这些信息有助于医生对患者的整体状况进行初步判断,为后续麻醉方案的制订提供依据。麻醉医生还需要仔细询问患者的病史,包括现病史、既往手术史、麻醉史、药物过敏史、家族史等。这些信息有助于医生判断患者是否存在麻醉风险,以及选择何种麻醉方式更为合适。同时,还需了解患者是否患有慢性疾病,如高血压、糖尿病、心脏病、支气管哮喘等,以及这些疾病的控制情况。

另外,麻醉医生还需了解患者是否存在气道异常、脊柱畸形等可能影响麻醉实施的情况。除了这些,评估患者的身体状况也是术前评估的重要环节。我们要关注患者的营养状况、精神状态、心肺功能等。对于营养不良的患者,需要在术前 3~5 天进行营养支持治疗;对于精神状态不佳的患者,需要进行心理疏导,以减轻其焦虑情绪。此外,还需评估患者的脏器功能,如肝脏、肾脏等,以确保其能够耐受麻醉和手术。

患者在术前可能正在服用一些药物，包括处方药和非处方药。麻醉医生需要详细了解患者的药物使用情况，以便判断这些药物是否会对麻醉产生干扰或影响。

哪些检查是麻醉医生比较关心的

心肺功能是麻醉医生在术前评估中需要特别关注的内容。通过心电图、超声心动图等检查手段，麻醉医生可以评估患者的心脏健康状况；而通过胸片、胸部CT或者肺功能检查，可以了解患者的肺部功能状况。最后就到了评估手术风险的问题。麻醉医生需要根据手术的类型、大小及可能出现的并发症，预测和评估手术风险。对于高风险手术，如心脏手术、颅脑手术等，需要制订更为严密的麻醉方案和应急措施，以确保患者的生命安全。

手术前一天麻醉医生不仅关心患者的病史及各项检查是否正常，还会到病房"看望"患者，也就是术前访视。术前访视是麻醉医生在术前与患者面对面交流的过程，旨在进一步了解患者的病情和需求，为患者提供个性化的麻醉方案。

在术前访视中，麻醉医生会再次询问患者的病史，并进行全面的体格检查，包括血压、脉搏、呼吸、体温等生命体征的测量，以及气道、脊柱等重要部位的检查。这有助于医生更准确地了解患者的病情和身体状况，为制订麻醉方案提供依据。同时，还会关注患者的特殊嗜好史（吸烟、饮酒）、治疗用药史（尤其抗凝药）等，以判断患者是否存在潜在的麻醉风险。麻醉医生会仔细分析患者的实验室检查、特殊检查和各个系统的专项检查结果。这些结果可以为医生提供关于患者身体状况的更多信息，有助于制订更为合理的麻醉方案。这包括选择合适的麻醉药、确定麻醉方式及制订麻醉过程中的应急处理措施等。通过个性化的麻醉方案，可以确保患者在手术过程中生命体征的平稳，减少并发症的发生。

术前访视不仅是医生了解患者的过程，也是医生与患者及家属建立信任关系的过程。麻醉医生会向患者及家属详细解释麻醉方案、麻醉过程中可能出现的风险及术后的注意事项等。通过与患者及家属的沟通与交流，可以增强他们的信心，减轻焦虑情绪，为手术的顺利进行创造良好的心理环境。

麻醉医生在术中做些什么

也许你会纳闷，麻醉不是打一针就好了么，怎么还这么复杂呢？其实，麻醉可不是简简单单打一针睡一觉就结束了。在患者睡着的过程中，麻醉医生可是一刻都不能离开的，需要时时刻刻关注手术进展，关注患者的生命体征的变化。因为麻醉学是一门涉及生理学、药理学、解剖学等多个学科的综合性医学科学。作为麻醉医生，需要具备扎实的专业知识和丰富的临床经验，以确保患者在手术过程中的安全。

麻醉药是实现麻醉效果的关键。根据其作用机制和用途，麻醉药可分为全身麻醉药、局部麻醉药、镇静药、镇痛药等。每种药物都有其独特的作用机制和不良反应，麻醉医生需要根据患者的具体情况选择合适的药物组合。另外根据手术的需求和患者的状况，麻醉医生会选择合适的麻醉方式和技术。常见的麻醉方式包括全身麻醉、局部麻醉、神经阻滞等。在麻醉过程中，医生还需要掌握各种麻醉技术的操作要点和注意事项，以确保麻醉的顺利进行。

在麻醉过程中，麻醉医生会密切监测患者的生命体征，如血压、心率、呼吸等，以及麻醉药的浓度和效果。一旦发现异常情况，医生会立即采取相应的处理措施，如调整药物剂量、优化通气参数等，以确保患者的安全。麻醉医生不仅关心患者手术中痛不痛，还会关心手术之后患者会不会痛。术后镇痛是麻醉医生的重要职责之一。医生会根据患者的疼痛程度和需求，制订合适的镇痛方案，以减轻患者的痛苦。同时，还会向患者提供康复指导，帮助他们尽快恢复身体功能和生活能力。

19. 您了解麻醉门诊吗

麻醉门诊，可能对于许多人来说是一个相对陌生的概念，但是，它在现代西医的医疗体系中却起着至关重要的作用。麻醉门诊主要是为了评估患者在手术前的麻醉风险、制订合适的麻醉方案，并解答患者关于麻醉的各种疑问。它是手术流程中的一个重要环节，为手术的安全和顺利进行提供了坚实的保障。

麻醉门诊是干什么的

在进行任何手术之前，全面了解患者的健康状况是至关重要的。患者可能存在各种基础疾病，如高血压、糖尿病、心脏病等，这些疾病可能会对麻醉的实施和术后恢复产生重要影响。通过麻醉门诊的专业评估，可以提前发现潜在的风险因素，并采取相应的措施来降低风险。例如，对于有严重心脏疾病的患者，可能需要在术前进行进一步的检查，调整治疗，以确保其心脏功能能够承受手术和麻醉的应激。

麻醉门诊常为一些非住院的手术或者检查操作提供麻醉评估和指导，如日间手术、无痛消化内镜检查（胃肠镜/支气管镜）等。在麻醉门诊，医生会详细询问患者的病史。这包括既往的疾病史、手术史、过敏史、用药史等。每一个细节都可能对麻醉决策产生影响。例如，有过某些药物过敏史的患者，在选择麻醉药时就需要特别谨慎，以避免再次发生过敏反应。另外，医生还会进行全面的身体检查，包括测量血压、心率、呼吸等生命体征，评估心肺功能、神经系统等。这些检查结果将为麻醉方案的制订提供重要依据。

除了评估风险，麻醉门诊还承担着健康教育和医患沟通的重要职责。许多患者对麻醉存在着各种担忧和误解，如担心麻醉会影响智力、术后会疼痛难忍等。麻醉医生会耐心地解答患者的这些疑问，向他们介绍麻醉的过程、可能出现的风险和并发症，以及术后的注意事项。通过这种方式，可以帮助患者减轻焦虑和恐惧，更好地配合手术和麻醉。

麻醉门诊的工作并不仅仅局限于手术前。在某些情况下，术后的随访也可以通过麻醉门诊进行。例如，对于一些特殊的患者群体，如老年患者、合并多种基础疾病的患者等，麻醉医生可能需要在术后关注他们的恢复情况，患者也可以到麻醉门诊咨询术后的不适或者其他问题，及时处理可能出现的麻醉相关并发症。

麻醉门诊的具体工作流程是怎么样的

患者在预约麻醉门诊后，会首先与麻醉医生进行面对面的交流。医生会仔细查阅患者的病历资料，并根据患者提供的信息进行详细的询问和检查。然后，医生会根据评估结果，结合手术的类型和要求，制订个性化的麻醉方案。这个方案可能包括选择合适的麻醉方法（如全身麻醉、区域麻醉等）、确定麻醉药的种类和剂量、制订术后镇痛方案等。

在制订麻醉方案时，麻醉医生需要综合考虑多个因素。除了患者的健康状况，手术的部位、大小、持续时间等也是重要的考虑因素。例如，对于一些短小的手术，可能选择局部麻醉或椎管内麻醉就足够了；而对于一些复杂的大型手术，可能需要全身麻醉来确保患者的安全和舒适。同时，麻醉医生还需要考虑患者的个人意愿和经济条件。有些患者可能对某种麻醉方法有特别的偏好或顾虑，医生需要在保证安全的前提下，尽量满足患者的需求。

在确定麻醉方案后，麻醉医生会向患者详细解释该方案的细节，包括麻醉的过程、可能出现的风险和并发症、术后镇痛的方法等。患者可以提出自己的疑问和担忧，医生会一一进行解答和解释。同时，医生还会告知患者在术前需要做哪些准备工作，如禁食禁水的时间、停止服用某些药物等。患者需要严格按照医生的要求做好术前准备，以确保手术的顺利进行。

除了对患者进行评估和方案制订，麻醉门诊还与其他医疗团队密切合作。麻醉医生会与手术医生进行沟通，了解手术的具体情况和要求，共同商讨最佳的麻醉方案。同时，麻醉医生还会与护士、药师等其他医疗人员协作，确保患者在术前、术中和术后都能得到全面的照顾和支持。

麻醉门诊的前景和挑战

随着医学技术的不断发展，麻醉门诊的工作也在不断创新和完善。例如，现在越来越多的麻醉门诊采用了先进的评估量表、工具和技术，这些方法可以更加准确地评估患者的健康状况，为麻醉决策提供更可靠的依据。麻醉门诊在现代医疗体系中扮演着不可或缺的角色，它通过专业的评估和方案制订，为手术的安全和顺利进行提供了保障，同时也为患者提供了优质的医疗服务和关怀。对于患者来说，积极配合麻醉门诊的工作，如实提供病史信息，严格按照医生的要求做好术前准备，是确保手术成功和术后顺利恢复的重要前提。

然而，麻醉门诊的发展还面临着一些挑战。例如一些患者对麻醉门诊的重要性认识不足，没有及时进行预约和就诊；一些医疗机构对麻醉门诊的重视程度不够，投入的资源有限等。为了更好地发挥麻醉门诊的作用，需要对患者加强宣传和教育，提高患者和医疗机构对麻醉门诊的认识和重视程度。同时，政府和社会也应该加大对麻醉门诊的支持和投入，提高麻醉门诊的服务能力和水平。在未来，随着医学技术的不断进步和人们对医疗服务质量要求的不断提高，麻醉门诊能够更好地为患者服务，为医疗事业的发展做出更大的贡献。

Two 二

关于麻醉的问题,患者尽管问

20. 手术前为什么要打这么多针

很多手术患者在手术前，常常会有这样的疑惑："全身麻醉要打几针啊？""我打完这针，一会麻醉药要打在哪里？""打了这针就睡着了吗？""我刚被打了一针，为什么还要再打一针？"那么，需要全身麻醉的患者进入手术室之后、手术开始之前，究竟需要打几针？

静脉针——外周静脉留置针

通过外周静脉留置针，麻醉医生可以使用一些麻醉药让患者进入麻醉状态，在术中也会通过它持续输注一些麻醉药以维持合适的麻醉深度。同时，还可以通过这个外周静脉通路进行输液，以补充因术前禁食禁饮而丢失的液体量。如果术中出现任何紧急情况，也可以通过外周静脉通路进行用药，给抢救增加途径。

在麻醉过程中，有的麻醉药对血管刺激性大，疼痛感明显，一般会选择粗管径的留置针以减轻对血管的刺激和静脉炎的发生，可以保护血管，减轻患者术后反复穿刺的痛苦。还可以在短时间内大量输入液体和血液制品，提高抢救效率，保证患者生命安全。

动脉针——动脉穿刺置管

动脉穿刺是一种有创动脉测压法，是一种经动脉穿刺置管后直接测量血压的方法，能够反映每一个心动周期的血压变化，并可根据动脉压波型初步判断心脏功能。置管的位置通常有6种：桡动脉（首选途径）、足背动脉、股动脉、肱动脉、尺动脉、新生儿抢救可经脐动脉插管。对一些高龄、病情危重、手术时间长、手术范围广、创伤大或是预计血压波动大的患者，医生常会建议进行动脉穿刺置管。

动脉穿刺置管可以实时监测患者的血压波动，是最基本的循环监测项目，也是最简单的心血管检测项目。相比无创血压监测，这种方法更加直观和准确，也可以避免无创血压袖带长时间、反复测量导致患者发生组织或肌肉损伤。另外，还可以通过动脉穿刺置管进行采血并进行血气分析，将患者内环境调节至最佳状态。

深静脉穿刺——中心静脉置管

中心静脉置管也是静脉通路的一种。相较于外周静脉来说，它有很多优点。对于接受大手术，或是有大量输血、输液需求的患者来说，中心静脉置管有助于血液和补液快速进入人体。

另外，麻醉医生也可以用它来进行中心静脉压监测，判断补液量的多少及患者的心功能。一些血管活性药或是对外周血管刺激较大的药物也可以通过中心静脉进行输注。

神经阻滞针

对于一些接受骨科或是胸腹部大手术的患者，麻醉医生会进行超声引导下神经阻滞。神经阻滞简单来说就是在手术区域神经干、丛、节的周围注射局麻药，暂时阻滞其冲动传导，使所支配区域达到手术无痛目的。

神经阻滞不仅能提供完善的术中、术后镇痛，在复合全身麻醉时还可以减少全身麻醉药的用量。患者全麻后有很多不适症状，如恶心、呕吐、头晕等，与麻醉药、镇痛药物的使用有一定关系。所以若术前打了神经阻滞针，可以大大减少这些药物的用量，从而降低药物的不良反应，有利于患者术后快速康复。

腰麻针

椎管内麻醉是将局部麻醉药注入椎管内，阻滞脊神经的传导，使其所支配区域的感觉、运动、反射功能暂时性障碍。根据药物注入椎管内不同的腔隙，又可将其分为硬膜外阻滞、骶管阻滞、蛛网膜下腔阻滞和蛛网膜下腔与硬膜外腔联合阻滞。

当然，并不是所有患者都需要打这么多针，麻醉医生在术前会根据手术及患者的全身情况进行综合判断。对于一些全身情况较好、接受相对简单手术的患者，可能只需要外周静脉留置针就可以了。

21. 平时特别能喝酒，是不是要多加一点麻醉药

> 老张最近肚子痛得厉害，去医院看了后诊断为阑尾炎，医生建议他做阑尾切除手术。医生说这是个小手术，但一般是腹腔镜微创手术，需要配合进行全身麻醉。老张嘀咕："全麻倒是可以，可是听说酒量好的人麻不到，我白酒一天三顿，一顿二两，酒桌上两斤不倒，所向披靡，医生会不会麻不倒我？我要不要嘱咐他们给我多用点麻药？"

酒量好会麻不到吗

麻醉方法可以按照麻醉起效的范围分为三种，即全身麻醉、半身麻醉和局部麻醉。酒量好对椎管内麻醉（如腰麻、硬膜下麻醉等）和局部麻醉是没有影响的。酒量好可能与体内的乙醇代谢相关酶（如乙醇脱氢酶和乙醛脱氢酶）活性高有关，不代表你有"最强大脑"或者"麻不倒的神经"。而半身麻醉和局部麻醉是通过阻断神经细胞的离子通道发挥作用，不影响大脑功能，即便是酒仙李白还是打虎的武松，需要的麻醉药也和普通人无异。

但是，如果要做的是全身麻醉，还真的"有可能"需要多打麻醉药。具体情况要看患者日常的饮酒习惯和身体状态。

"适量饮酒"与"酗酒"的标准	
"适量饮酒"的标准	女性：每日≤1杯（或任意一日≤3杯）、每周＜7杯
	男性：每日≤2杯（或任意一日≤4杯）、每周＜14杯
	≥65岁：任意一日≤1杯、每周＜7杯
"酗酒"的标准	女性：一次≥4杯
	男性：一次≥5杯

先看患者日常"喝多少"。拟定含有15克酒精的量为"一杯酒"，大概相当于啤酒350毫升，葡萄酒150毫升，40度的白酒45毫升。

如果日常只是"适量饮酒"，小酌怡情，全身麻醉用药量一般也和常人无异，不会有"麻不倒"或者"耐麻醉药"的情况。但如果日常都是"酗酒"状态，可能由于酶诱导和交叉耐受的出现，全身麻醉时需要更多的麻醉药才能达到满意的麻醉效果。

另外，由于长期大量饮酒，肝功能异常、肝硬化可能导致麻醉药代谢显著异常，这就可能会导致既出现"麻不倒"，又"醒不来"的情况。

酒量和体重关系也很密切

喝酒之后醉不醉，主要取决于体内血液的里的酒精含量多少，当体内每100毫升血液里有30毫克酒精时，就开始有"上头"的感觉了；当达到60毫克酒精，人就变得非常健谈，什么都敢说，什么都敢做，所谓"酒壮人胆"，但也同时代表你正在逐渐丧失理智；当达到200毫克酒精时，就是所谓"断片"了，大脑深度抑制，会出现短暂的失忆，意识不清，丧失运动能力。而体重大的人，往往血液量也多，因此要达到相同的酒精浓度，需要喝下去的酒也更多，因此如果有两个生理状态完全相同的人，体重越大往往酒量越好；同样的道理，如果体重越小，往往酒量也相对小一些。因此上文表格按饮酒量区分"适量饮酒"和"酗酒"的方法，只适用于一般人群。如果体重比一般人群大很多或者体重比一般人轻很多，表内的标准都应该有相应的调整。

如何判断需不需要"多打麻药"

一般的情况下是不需要和麻醉医生嘱咐"多打麻药"的,每种麻醉方法的效果有不同的影响因素,比如所谓的麻醉药量和你的身高、体重等有关,这些因素麻醉医生在制订麻醉计划的时候都会提前考虑进去,所以只需要把自己真实的身体状态、生活习惯和病史等告诉麻醉医生就可以,他们会根据每个人不同的情况制订最合适的麻醉方法和麻醉药量。

> **特别提醒**
>
> 任何剂量的酒精摄入,对健康都是"弊大于利"。"今朝有酒今朝醉"面临的是徒增的癌症、胰腺炎、肝硬化等风险。建议大家尽量少饮酒,多运动,畅享健康生活。

22. 服用中药对麻醉有影响吗

> 小爱在接受常规的手术和麻醉的过程中,出现了麻醉深度不足的情况,导致小爱的痛苦和不适。经过调查发现,原来小爱在接受择期手术前服用了一种利尿的中药,利尿药中的成分影响了麻醉药的代谢和排泄,从而降低了麻醉药的效果。老张接受了一个常规的手术和全身麻醉,但是在围术期出现了血糖不稳定的情况。经过进一步的调查发现,老张术前一直在服用调节血糖的中药,该中药与麻醉药之间存在相互作用,导致血糖水平波动。

影响手术麻醉的中药种类

中医药是中华文明的瑰宝,在治疗疾病方面有着悠久的历史、丰富的经验和显著的效果。但是,中草药中的很多活性成分可能会与麻醉药发生相互作用。在一些临床案例中,中药与麻醉药之间的相互作用可能导致意想不到的后果。

这些中药的作用机制多样,但它们都可能与麻醉药相互作用,影响手术麻醉的效果和安全性。

常见的中药对手术麻醉效果的影响

中药名	药理作用	停用时间
麻黄	包括减轻体重,增加机体耗氧量,直接或间接兴奋交感神经。若与单胺氧化酶抑制剂合用,则会引起血管收缩、血栓形成、卒中、室性心律失常、抽搐等致命性的不良反应	必须在手术前24小时停止服用含麻黄的中药
大蒜	用于降低血清总胆固醇,对人类血压的影响尚未得到证实。该药若在围手术期使用,会增加出血倾向,并增强其他抗血小板聚集药的作用	必须在手术前7天停止服用
银杏叶	包括改善痴呆患者认知能力,调节微循环,拮抗血小板活化因子,调节血管舒缩,清除活性氧自由基等。在围手术期主要禁用于有出血倾向的患者	必须在手术前36小时停止服用
高丽参	可增强体能,降低血糖,拮抗血小板聚集。在围手术期若与华法林合用,则会引发出血;若用于禁食的患者,则会造成低血糖	必须在手术前7天停止服用
缬草	通过拮抗γ-酪氨酸受体而发挥镇静、麻醉和改善睡眠的作用	药物依赖的患者应逐渐停药,并用苯二氮䓬类药物替代治疗
藤黄	该药对单胺氧化酶的抑制作用尚未完全证实,但可以用于治疗抑郁症。如果在围手术期使用,则会诱导产生5-羟色胺分泌	必须在手术前5天停止服用

中药和麻醉的关系

中药与麻醉之间的关系是一个复杂而多方面的议题。一方面，中药作为一种传统医学体系，在许多疾病的治疗中发挥着重要作用。另一方面，麻醉是现代手术重要的组成部分，它可以使患者在手术过程中不感知疼痛，减少应激反应，保证手术的顺利进行。两者在医疗的临床过程中，常常相遇。

有研究人员特别指出，在手术前对患者情况进行评估时，要特别注意询问并记录服用中药史。医师应当熟悉常用中药可能引起的围手术期问题，以便预防、识别及治疗与其相关的潜在严重问题并及时停止使用这些中草药，以确保手术患者的安全。

总体而言，中药与麻醉之间并不存在根本性的冲突。在医疗实践中，通过医生与患者的紧密合作与共同努力，术前的中药使用完全能够得到妥善的管理和调整。麻醉与中医药将相辅相成，共同为患者的健康服务。

23. 肥胖对麻醉有影响吗

在现代很多人的认知里，肥胖一直都是一个"问题"。在以瘦为美的观念里，肥胖无疑是会严重影响"颜值"的。现在，越来越多关注健康的人士认识到肥胖会给健康带来诸多负面效应，比如会显著提高患高血压、糖尿病等慢性疾病的概率等。但是，怎么样的肥胖才算是真正的肥胖呢？肥胖的人在需要手术麻醉时会有风险吗？

怎样才算肥胖

肥胖是指一定程度的明显超重与脂肪层过厚，是体内脂肪，尤其是甘油三酯积聚过多而导致的一种状态。通常情况下，我们可以通过身体质量指数（BMI）来衡量一个人是否肥胖。

$$BMI = 体重（千克）\div 身高（米）的平方$$

如果一个人的 BMI ≥ 28，则被认为是肥胖。然而，需要注意的是 BMI 并不是衡量肥胖的唯一标准，因为它并不能区分身体脂肪和肌肉的含量。例如一些运动员由于肌肉含量较高，可能会有较高的 BMI，但他们并不一定是肥胖的。除 BMI 外，还可以通过测量腰围、体脂率等来更准确地评估一个人的肥胖程度。一般来说，男性的腰围 ≥ 90 厘米，女性的腰围 ≥ 85 厘米，或者体脂肪率超过一定比例（男性 ≥ 25%，女性 ≥ 30%），也被认为是肥胖。

肥胖为何会让麻醉变得更为棘手

肥胖者的脖子周围通常堆积着大量的脂肪，这就像是在气道上包了一层棉花，使得气道变得狭窄且不那么通畅。在进行麻醉诱导和插管这个关键环节时，就可能遭遇诸多困难，例如难以清晰地观察到喉部结构、插管难以顺利进行等，这种被称为"困难气道"的情况无疑大大增加了麻醉操作的风险性。试想一下，如果不能顺利地建立有效的气道管理，那么患者在麻醉状态下的呼吸就无法得到保障，后果将不堪设想。

肥胖会对心肺功能产生深远的影响。由于体重的增加和过多脂肪的堆积，心脏需要更卖力地工作来推动血液循环，这无疑给心脏带来了沉重的负担，容易导致心脏功能不稳定，甚至引发心律失常等严重问题。而对于肺部而言，因为身体的肥胖，胸廓活动起来也更加费劲，肺的顺应性也会变差，这意味着肺部在呼吸过程中扩张和回缩的能力减弱，更容易引发诸如肺不张等肺部疾病。在麻醉过程中，这些心肺功能的变化会使得整个麻醉过程充满了不确定性和潜在风险，需要麻醉医生高度警惕并及时应对。

肥胖患者在麻醉后的苏醒阶段也可能面临一些特殊情况。因为肥胖者体内的脂肪含量较高，这会导致麻醉药的代谢和分布发生改变。一些麻醉药在肥胖患者身体中的半衰期可能会延长，这意味着药物在体内停留的时间更长，从而可能导致苏醒延迟，也就是患者需要更长的时间才能从麻醉状态中清醒过来。而苏醒延迟不仅会延长患者在麻醉恢复室停留的时间,还可能引发呼吸抑制、低氧血症等并发症,给患者的术后恢复带来不利影响。

此外,肥胖还可能在手术过程中增加各种风险。比如,肥胖患者在手术中可能更容易出现血压的剧烈波动,这对手术的顺利进行和患者的生命安全都是极大的挑战。同时,由于肥胖患者的胸壁脂肪堆积导致胸廓顺应性降低,且常合并通气/血流比例失调,术中更容易出现血氧饱和度下降的情况,这表明身体组织得不到足够的氧气供应,可能会引发器官损伤等严重后果。在这种情况下,麻醉医生需要时刻保持高度的警惕,通过密切监测患者的各项生理指标,如血压、心率、血氧饱和度等,来及时发现并处理这些潜在的风险。

面对这些复杂影响,通常会采取哪些措施

在手术前,麻醉医生会对肥胖患者进行更为细致和全面的评估。这包括详细询问患者的病史,了解他们过去是否有过任何与麻醉相关的不良经历,是否存在其他基础疾病,如高血压、糖尿病、心脏病等。同时,医生还会对患者进行全面的身体检查,包括心肺功能检查、气道评估等。此外,实验室检查也是必不可少的,通过血液检查等手段来了解患者的肝肾功能、凝血功能等情况。根据这些评估结果,麻醉医生能够更准确地了解患者的身体状况和潜在风险,从而制订出更为合理和个性化的麻醉方案。

在麻醉过程中,麻醉医生会选择合适的麻醉方法和药物。对于肥胖患者,可能需要采用一些特殊的麻醉技术,如清醒插管等,以确保气道的安全。在选择麻醉药时,医生会根据患者的具体情况,如体重、年龄、性别、健康状况等,来精确计算药物的剂量。同时,医生还会密切关注患者在麻醉过程中的反应,根据实际情况随时调整麻醉药的剂量和给药方式,以确保麻醉效果的同时,尽可能减少药物的不良反应。

术后,麻醉医生也会持续关注患者的恢复情况。这包括监测患者的生命体征、气道情况、心肺功能等,及时发现并处理任何可能

出现的术后并发症。同时,医生还会与外科医生、护士等其他医疗团队成员密切合作,共同制订出适合患者的康复计划,帮助患者尽快恢复健康。

肥胖患者进行麻醉前的注意事项

对于"重量级"患者,在面临需要麻醉的情况时,需要注意以下几点。

- 要积极与医生进行沟通,如实告知自己的身体状况和任何可能影响麻醉的因素,如是否有睡眠呼吸暂停综合征、是否有过困难插管的经历等。这样医生才能更全面地了解你的情况,做出更准确的判断和决策。
- 要认识到保持健康体重的重要性。通过合理的饮食控制和适量的运动来减轻体重,不仅对整体健康有益,也能在一定程度上降低与麻醉相关的风险。例如可以选择一些低脂肪、高纤维的食物,如蔬菜、水果、全谷物等;同时,每周至少进行150分钟的中等强度有氧运动,如快走、游泳、骑自行车等,以及至少两次的力量训练,如举重、俯卧撑等。
- 在手术前,要按照医生的要求做好术前准备工作。这可能包括禁食禁水、停止服用某些药物等。
- 患者在术后也要积极配合医生和护士的治疗和护理,如按时服药、定期复查等。

> **特别提醒**
>
> 肥胖对麻醉确实有着不可忽视的影响,但通过医生的专业处理和患者自身的重视与配合,是可以将风险尽量降低的。希望大家都能更加关注自己的健康,包括体重管理和可能面临的医疗情况。通过保持健康的生活方式,不仅可以预防肥胖及其相关疾病的发生,还能在面对手术和麻醉时更加从容和安全。

24. 我这两天胸口痛，能做手术吗

> 张阿姨今年56岁，在她先生的陪同下来医院住院做腹腔镜子宫肌瘤手术。手术前一天麻醉医师来访视签字的时候，张阿姨顺便问了句："医生，我这两天胸口痛，能做手术吗？"听到这句话，麻醉医师顿时警惕了起来，连忙问张阿姨胸口痛是怎样的痛法，张阿姨说已经一年多了，这种痛是在胸口偏心脏的一侧，连带腹部都刺痛，不过不是一直痛，是一阵一阵地痛，发作的时候并不是很痛，也不频繁，所以也没太当回事，这两天来住院的时候正好有些胸口痛。通过细致的检查和会诊，张阿姨最终被确诊为胃食管反流及胃炎，排除了心脏疾病等可能，手术得以顺利实施。

"胸口痛"背后的秘密

在日常生活中，可能偶尔会感到胸口部位突然一阵刺痛，仿佛被针扎了一下，但这种感觉来得快去得也快，让人不禁担心是否是心脏出了问题。对于胸口的"刺痛"，许多人的第一反应可能是联想到心脏病，甚至是更为严重的猝死风险。然而，实际上，这种刺痛可能有着多种多样的原因。

关于胸口刺痛的原因，除了心脏病之外，还有很多其他可能性。例如肋间神经痛是一种常见的原因，它可能是由于肋间神经受到压迫或刺激而引起的；消化系统的问题如胃食管反流，也可能导致胸口的短暂不适。此外，焦虑症、恐慌症等心理疾病也可能导致胸口刺痛的出现。这些疾病虽然不如心脏病严重，但也需要得到及时的诊断和治疗。每个人对疼痛的敏感度和耐受度都不同，因此即使是同一种疾病，不同的人也可能表现出不同的疼痛程度和症状。因此，当出现胸口疼痛时，我们不应该盲目恐慌，而是应该冷静分析疼痛

的性质、持续时间、伴随症状等，以便更好地判断疼痛的原因。

"胸口痛"需要做哪些检查呢

如果在手术（非急诊手术）前，患者没有明确过胸口痛的原因，麻醉医生一般会建议患者先进一步检查和明确原因，避免在围术期"踩雷"，让患者的生命健康受到威胁。以下是常见的检查项目。

- 心电图（ECG）：心电图是一种常用的检查方法，它可以检测心脏是否存在异常节律或心肌缺血等问题。如果心电图显示异常，可能需要进行更进一步的检查，如心脏超声或冠状动脉造影等。
- 超声心动图：重要的无创性检查，医生能更直观地观察到心血管的结构和血流动力情况，有助于急性心肌梗死、主动脉夹层及急性肺栓塞的诊断。
- 血液检查：可以帮助医生了解患者的整体健康状况，包括心脏、肝脏、肾脏等器官的功能。对于胸口痛的患者，医生可能会检查心肌损伤标志物，心肌细胞因为缺血、缺氧损伤后会释放出心肌肌钙蛋白等特有的物质进入血液循环。当检测到这些标志物的浓度升高时，可以帮助医生诊断心肌梗死。血管里出现血栓时，一部分血栓成分被溶解后会释放出D-二聚体，检测可发现其浓度升高，可作为急性肺栓塞的筛查指标。
- X线检查：可以显示胸部的结构，包括肺部、心脏、肋骨等。它可以帮助医生发现肺炎、肺栓塞、气胸等可能导致胸口痛的疾病。
- CT扫描：一种更先进的影像学检查方法，可以生成胸部的三维图像，更准确地显示胸部的结构和异常，如肺部结节、胸腔积液、心脏扩大等。对于某些复杂的胸痛病例，CT扫描可能是必要的。注射对比剂的血管增强CT已经成为主动脉夹层、急性肺栓塞等有胸痛表现的疾病的首选确诊检查，也成为筛查冠心病的重要手段。
- MRI扫描：一种使用磁场和射频波生成图像的方法，可以提供更详细的胸部结构和功能信息。对于某些特定的胸痛病例可能是必要的，如心肌炎、心包炎等。

特别提醒

　　胸口痛并不一定意味着心脏病或猝死，它可能有着多种多样的原因。在面对"胸口痛"这一症状时，我们应该保持冷静，注意观察疼痛的特点，并在必要时寻求专业医生的帮助。对于"胸口痛"的患者，医生会根据症状和病史制订个性化的检查方案，以确定病因并采取相应的治疗措施。如果您感到胸口痛，请及时就医并接受医生的检查和诊断。

25. 我曾经晕倒过，影响麻醉吗

　　50岁的周太太发作过几次慢性胆囊炎，打算最近去医院做手术切除胆囊。在术前和麻醉医生交流中，她想起了近几年晕倒过两次，就是在突然站起来的时候，眼前一黑，过两三分钟就缓过来了，她不禁有点担心，打了麻醉药会不会再也醒不过来。

　　针对周太太的情况，麻醉医生对她做了详细的体格检查和问诊，发现她平时血压就偏低，当突然站起来时，造成了体位性低血压，大脑供氧不足而引起的一过性缺氧。因此术前医生为周太太进行了充分补液、监测血压，确保血压一直稳定在正常范围，周太太也顺利完成了胆囊切除术。

晕厥史是否会影响麻醉的实施

晕厥作为一种常见的临床症状,指由于短暂性脑缺血而引起的短暂性意识丧失。晕厥的发生机制主要包括血管迷走神经性晕厥、心源性晕厥、脑源性晕厥等。发作时,患者常表现为突然的意识丧失,肌张力丧失,不能维持站立姿势而发生跌倒,甚至发生严重摔伤。晕厥的持续时间一般较短,常短于5分钟,且可自行恢复。

晕厥史对不同麻醉药的影响是多方面的,这主要取决于晕厥的具体原因和麻醉药的性质。以下是一些可能的影响。

- 药物敏感性增加:某些有晕厥史的患者可能对某些麻醉药更为敏感。例如,如果患者之前是因为低血压或心率异常导致晕厥,那么使用具有降压或负性变时作用的麻醉药(如丙泊酚、阿片类药物)时,有可能会诱发血流动力学波动,增加再次晕厥的风险。

- 药物相互作用:晕厥可能与患者正在服用的其他药物有关。例如一些降压药、抗抑郁药或抗焦虑药可能与麻醉药产生相互作用,从而影响药物的效果或增加不良反应的风险。因此,对于有晕厥史的患者,麻醉医生需要详细了解他们的用药史,并考虑可能的药物相互作用。

- 药效影响:不同麻醉药在药效学上有不同的特点。例如一些药物可能导致血管扩张,降低血压;而另一些药物可能增强心肌抑制作用。对于有晕厥史的患者,特别是那些与心血管功能异常有关的晕厥,麻醉医生需要特别关注麻醉药对心血管系统的影响。

- 药物代谢影响:麻醉药的吸收、分布、代谢和排泄过程也可能受到晕厥史的影响。例如肝功能不全或肾功能不全的患者可能对某些麻醉药的代谢和排泄产生影响,从而改变药物在体内的浓度和作用时间。

麻醉医生会采取哪些措施降低晕厥史患者麻醉的风险

（1）麻醉前评估

对于有晕厥史的患者，麻醉前的评估尤为重要。麻醉医生会详细了解患者的晕厥史，包括晕厥的原因、发作频率、持续时间等，以及患者的身体状况、手术类型等。通过全面的评估，麻醉医生可以发现晕厥的病因，在术前为患者"排雷"，并且更好地预测患者发生晕厥的风险，和患者充分沟通交流，降低术前焦虑和紧张的情绪，并且设立相应的预案。

（2）麻醉药的选择

对于有晕厥史的患者，麻醉医生在选择麻醉药时会更加谨慎。一些药物可能会增加晕厥的风险，如某些镇静药、镇痛药等。因此，麻醉医生需要根据患者的具体情况，选择合适的麻醉药和剂量，以确保麻醉过程的安全性和有效性。

（3）麻醉中监测

在麻醉过程中，对于有晕厥史的患者，麻醉医生会更加密切地监测患者的生命体征，如血压、心率、呼吸等。一旦发现异常情况，如血压下降、心率减慢等，麻醉医生会及时采取措施，以避免患者发生晕厥或更严重的并发症。

（4）准备应急预案

对于可能出现的晕厥或其他并发症，提前准备好应急预案和抢救措施。

26. 肝功能异常，麻醉是不是风险增大

在医疗行业的广阔领域里，麻醉是众多手术与医疗流程中至关重要的一个环节。然而，对于肝功能异常的患者群体而言，麻醉过程是否潜藏着更高的风险，这一问题始终牵动着医疗界及患者家庭的心弦。

肝功能异常会对身体带来哪些危害

肝脏是人体的重要器官之一，人体许多重要的物质都通过肝脏进行代谢。肝功能异常可能由多样化的因素所诱发，包括但不限于病毒性肝炎的侵袭、脂肪在肝脏内的过度沉积导致的脂肪肝、药物不当使用引发的不良反应，以及长期过量饮酒对肝脏造成的慢性损害等。

肝功能异常标志着肝脏这一重要代谢与解毒器官的功能出现了某种程度的减退或紊乱。

肝功能异常为何会增加麻醉的风险呢

当肝功能异常时，肝脏处理麻醉药的能力可能会下降，可能导致以下几个方面的风险增加。
- 药物代谢延迟：麻醉药可能在体内停留时间延长，增加药物的不良反应的发生概率。
- 药效增强：由于肝脏不能有效地代谢麻醉药，其药效可能增强，导致麻醉深度不易控制。
- 肝脏进一步损伤：某些麻醉药本身可能对肝脏造成负担，对于已经受损的肝脏来说，这可能加重病情。

为降低风险,医生会采取哪些措施

- 详细评估肝功能:包括进行肝功能相关的实验室检查,全面了解肝脏的功能状态。
- 选择合适的麻醉药:尽量选择对肝脏影响较小的药物,并根据患者的具体情况调整剂量。
- 密切监测:在麻醉过程中,密切监测患者的生命体征、血氧饱和度等,及时发现并处理可能出现的问题。
- 术后监护:手术后,对患者进行密切观察,以确保药物代谢的完善和肝功能的维持。

> **特别提醒**
>
> 请如实告知医生病史和肝功能情况,包括正在使用的药物等。遵循医生的建议,进行必要的检查和治疗。围手术期注意休息,保持良好的身体状态。总体而言,肝功能异常确实会提升麻醉和手术过程中的风险水平。然而,通过医疗专家细致入微的术前评估与科学合理的决策制订,加之患者本人的积极配合与遵循医嘱,能够最大限度地削弱这些风险,从而确保手术与麻醉过程的安全无虞。

27. 我血压高，术前要继续吃降压药吗

> 李大爷最近查出来结肠肿瘤，需要接受手术治疗。手术当天进入手术室后医生给李大爷测血压的时候，血压高达195/115毫米汞柱。在麻醉医生的追问下，李大爷赶紧解释说：由于听朋友提到，做手术前什么东西也不能吃，所以在今天早上也没有服用降压药。这一下弄巧成拙了。

自行停药的做法对吗

李大爷的案例并非个例。注意，停药或调整用药方案必须在医生的指导下进行，患者切不可自行停药或更改用药方案。因为血压的不稳定可能会徒增风险。实际上，许多高血压患者在接受手术前都需要长期服用降压药。然而，一旦他们突然停止服药，很可能会导致血压异常升高，这是非常危险的情况。尤其在手术当天，由于情绪紧张等应激反应，高血压的情况可能会进一步加剧。在这种情况下，患者很容易出现严重的并发症，甚至可能威胁到生命。

为了避免这种情况的发生，麻醉医生在手术前一天访视患者时，会仔细询问患者是否有高血压病史。如果患者有高血压，医生会明确建议患者在手术当天早晨继续服用降压药。降压药可以帮助患者控制血压，减少手术过程中的风险。

然而有些患者可能会担心，在手术当天不吃不喝的情况下，再服用降压药是否会导致血压过低？其实并不会，降压药的作用是在一定时间内逐渐降低血压，是一个平衡的过程。此外，医生还会根据患者的具体情况，调整降压药的剂量，以确保患者的血压在手术过程中保持在安全范围内。

除了降压药的使用以外，麻醉医生还会在手术前对患者进行全面评估，了解他们的病史、用药情况、生活习惯等信息。这些信息有助于医生制订更加个性化的手术方案，减少术中风险。同时，医生还会向患者详细解释手术过程、麻醉方式及可能出现的风险，帮助患者消除紧张情绪，保持平静的心态，从而更好地应对手术。

手术前是不是所有的降压药都可以照常吃

手术前降压药使用的决策是一个复杂且需要综合考虑多种因素的议题。对于较小的手术，如拔牙、皮肤手术等，通常认为在手术前可以继续使用降压药，因为这些手术的风险相对较低，且降压药对手术的影响较小。然而，对于较为复杂、风险较高的手术，如心脏手术、脑部手术等，医生可能会建议患者在手术前暂停某些降压药，以减少手术期间的并发症风险。

在手术前，患者应咨询麻醉医生，告知其正在服用的降压药，并按照医生的建议调整用药方案，确保手术过程中患者的血压保持稳定。此外，患者在手术前和手术期间还应遵循医生的饮食、运动等建议，保持良好的心态和情绪状态。这些措施都有助于控制血压，提高围术期的安全性。

有一些降压药是可以继续服用的，例如交感神经抑制剂和钙通道阻滞剂。交感神经抑制剂具有良好的强化镇静作用，停用该类药物可能导致术中血压严重反跳，因此应继续服用。钙通道阻滞剂可以改善心肌氧的供需平衡，同时增加麻醉、镇痛、肌松等药物的作用，也应继续服用。

手术前哪些降压药不能吃

有一些降压药在手术前需要调整或停用。

- β受体阻滞剂：长期服用的患者可能对手术中的麻醉、缺氧、创伤等耐受力下降。此外，β受体阻滞剂与阿片类药物协同增强迷走神经张力，增加手术过程中发生低血压、心动过缓的风险。因此，在手术前，患者应在医生指导下适当减量或停用。
- ACEI 类药物：可加重术中体液丢失，但作用较缓和。因此，在手术前，医生会根据患者的具体情况调整药量。
- ARB 类药物：效果较强，建议手术当天停用，待术后体液容量恢复后继续服用。
- 排钾利尿药：会增加术中血压调控的难度，长期服用者可引起低血钾、低血钠和血容量的减少。因此，建议患者在术前 2~3 天停用。
- 肾上腺能抑制药：长期服用者可能对麻醉药的心血管抑制作用异常敏感，容易引起术中血压和心率降低。因此，建议患者在术前 7 天停用，改服其他降压药。

特别提醒

患者在术前与医生的沟通显得尤为重要。首先，患者需要详细向医生说明自己患有的所有慢性疾病、正在服用的药物及病情的严重程度与控制情况。这些信息对于医生来说至关重要，它们能够帮助医生全面了解患者的身体状况，评估患者的病情是否得到有效的控制，身体状态是否足够耐受即将到来的手术。此外，一些药物可能与麻醉药产生相互作用，影响麻醉效果，甚至可能增加手术的风险。因此，医生需要了解患者的用药情况，以便调整麻醉方案和手术策略，确保手术的安全进行。患者需要充分信任医生，并严格按照医生的指导进行准备和康复。只有这样，才能确保手术的安全顺利进行，减少并发症的发生，保障患者的生命安全。

28. 我有心脏病，术前需要怎么吃药

心脏病作为一种普遍且潜在致命的健康问题，其治疗往往依赖于个体化的药物方案。在患者面临外科手术之前，精准而恰当地使用药物管理心脏疾病，成了确保手术安全与成功不可或缺的一环。

心脏病患者围术期的哪些阶段需要注意

（1）术前

心脏病患者在接受手术前，首先会先经历一系列周密而细致的评估与准备流程。这一过程涵盖了病史询问、体格检查、医学检查（如心电图、超声心动图等）及必要的实验室检查，旨在确保手术的必要性与可行性。一旦手术方案被确认，患者便进入了紧张的术前准备阶段。在此阶段，患者需严格遵循医生的指导，可能涉及暂停或者调整某些药物的使用，以优化患者的心脏疾病状况，创造更好的手术条件。

（2）术中

手术当天，患者将在麻醉下接受手术，以确保整个过程中无疼痛感，减轻手术应激反应。

（3）术后

根据病情的情况，患者可能会被转送至监护室或加护病房，接受密切的监测与护理。医护人员将重点关注患者的生命体征、心电图变化及出入量（输液、进食进水量、出血、尿量的统称）的情况，及时调整治疗方案，预防并发症的发生。

（4）康复期

在此阶段，患者将逐步恢复日常活动能力，并接受专业的康复训练，以促进身体功能的全面恢复。当医生评估患者已具备出院条件时，会详细告知患者出院后的注意事项、提供用药指导及康复计划。出院后，建议患者严格遵守医嘱，按时服药，定期复查，以便医生及时了解其康复进展，调整治疗方案。通过这一系列的随访与

复诊，确保患者能够顺利康复，重返工作生活。

心脏病患者术前常用的药物有哪些

大家所说的"心脏病"其实是很复杂的疾病，这些疾病的机制、诊断、临床症状和治疗方法都不尽相同。但是有很多类别的药物在各种心脏疾病中都会互相配比使用，比如强心剂、利尿剂、降压药、抗凝剂和降低心率的药等。使用这些药物的时候，一定要严格遵循医生开具的处方，不可随意更改剂量或停药。定期复诊检查，监测药物疗效，及时调整用药方案，同时要配合低盐低脂饮食，休息和适当锻炼，有利于心脏功能稳定。手术前务必告知医生所有正在使用的药物，包括处方药、非处方药，甚至是正在使用的保健品、维生素等，以避免药物间不期望的相互作用，对围术期的安全产生影响。

心脏病患者手术期间，如何调整用药

如果正在使用抗凝药，医生可能会调整剂量、暂时停药或者使用别的药物（肝素）进行桥接和替代治疗，以降低手术过程中的出血风险。如果正在使用抗血小板药，医生可能会建议在手术前暂时停药，这有助于减少手术中的出血风险。如果正在使用 β 受体阻滞剂，可能需要继续使用，因为这类药物可减少心脏负荷、改善心脏功能，并在手术期间提供保护作用。

当然，还有很多其他药物，医生都可能会根据手术和个体的情况调整剂量或暂时停药。

> **特别提醒**
>
> 在术前正确使用药物可以帮助患者度过手术期，并最大程度上减少手术风险。在任何情况下，患者都应该密切遵循医生的建议和指示。在手术前，医生和药师会对患者当前的药物治疗进行评估，并制订最合适的用药计划，以确保手术过程的安全顺利。

29. 我有哮喘，打麻醉有危险吗

现代社会哮喘的发病率正在逐年上升。有很多患有哮喘的朋友会因为这样的基础病，对手术产生一定的畏惧情绪，丧失了很多治疗的途径和机会。那么，哮喘到底会给我们带来多大的风险呢？

麻醉前需要对哮喘患者进行一次全面的评估

医生会仔细询问发作和诊断的历史、控制的情况等问题。其中特别需要重视的是：哮喘发作频率、严重程度、诱因（如过敏原、运动、药物等）及合并症的情况（如过敏、COPD、心血管疾病等）。若近期有急性发作，建议择期手术应推迟至急性发作缓解后至少4~6周。

医生还会询问是否使用了相关药物，比如是不是使用了吸入性β_2激动剂、糖皮质激素或白三烯受体拮抗剂等。可能会需要患者配合进行肺功能等检查，测量一些专业的指标，如FEV_1、PEF等，以评估气道阻塞程度。常规当$FEV_1 < 80\%$预计值或近期症状加重时，医生常会建议先进行优化治疗后再手术。

麻醉方式的选择也很有讲究。局部麻醉对气道的影响比较小，一般会是首选。当全身麻醉不可避免的时候，医生会采取一系列措施，来确保患者的安全。比如充分做好术前准备，把哮喘症状控制稳定；继续使用常规治疗哮喘的药物，术前可加用β_2激动剂，严重哮喘患者可术前短期使用糖皮质激素（如甲泼尼龙40~60毫克，术前1~2天）。

在术前，患者需要尽量避免一些增加风险的行为。尽量要做到术前戒烟≥8周，避免呼吸道感染。明确药物过敏史，需特别筛查阿司匹林、β受体阻滞剂及含亚硫酸盐麻醉药的过敏史。在麻醉过程中，医生会密切地监测呼吸功能，精心选择合适的药物，并且及时处理异常情况等。

患者该如何配合

即使同样是哮喘的患者,麻醉风险也会因为个体差异而有所不同。因此,患者和家属与医疗团队的沟通和合作是至关重要的。术前,患者要如实告诉医生自己的哮喘情况,以及一些相关的事情。比如说感染、饮食、环境因素,还有药物治疗等。患者要按照医生的建议进行规律的药物治疗,维持哮喘控制水平,小心避免接触过敏原,保持良好的呼吸功能。

另外,在手术当天,根据医生的要求,可能需要带好平时常用的吸入药物。患者的家属也要了解麻醉过程中可能出现的情况,积极督促患者,配合医疗。

当出现预料之外的情况时,医生会提供最合适的安全措施。当然,术后的护理也不能马虎。即使手术结束,还是要密切观察哮喘患者的呼吸情况,继续进行哮喘治疗。按照医生的建议来饮食和活动,促进尽快恢复。

> **特别提醒**
>
> 哮喘患者的麻醉安全是需要重视的问题。通过全面的评估、合适的麻醉方式选择、精心的术前准备、密切的术中监测和术后护理,再加上患者和家属的积极配合,就能最大限度地降低围手术期的风险,让手术顺利地进行。

30. 我有糖尿病，术前要停用降糖药吗

> 李奶奶今年65岁，患有糖尿病多年，近期因需要做疝气手术而住院。手术前一天麻醉医师访视签字时，李奶奶问了句："医生，我一直吃着降糖药呢，手术前要停用吗？"听到这句话，麻醉医师立刻重视了起来，详细询问李奶奶平时服用的降糖药的种类、剂量及血糖控制情况等。

对于糖尿病患者来说，麻醉前是否停用降糖药是一个需要谨慎考虑的问题。很多人可能会认为，既然要手术了，就应该停用所有药物，以免出现意外。但实际上，这种想法并不完全正确。

围术期血糖的控制目标和重要意义

随着糖尿病的患病率不断攀升，在外科手术患者当中，糖尿病患者所占的比例也在逐步提高。

手术麻醉及创伤等应激状况会使得胰岛素抵抗，激素的分泌显著增加，进而引发血糖升高，而围术期的高血糖状态会导致身体代谢及器官功能出现紊乱，加重器官的损伤程度，诱发各种各样的并发症，导致伤口愈合延迟，增加术后感染的概率甚至提高死亡风险，还会延长住院的时间。因此，在围手术期进行血糖的监测与调控是极为重要的。

对血糖进行控制有利于减少重症患者术后出现感染等并发症，然而如果控制得过于严格，就会增加低血糖的风险，这同样不利于患者，所以应该依据每位患者所进行的不同手术及不同的基础情况来设定适宜的血糖控制目标。

不同的血糖控制标准

	空腹或餐前血糖	餐后2个小时或不能进食时随机血糖
宽松标准	7.8~10.0 毫摩/升	7.8~13.9 毫摩/升
一般标准	6.1~7.8 毫摩/升	7.8~10.1 毫摩/升
严格标准	4.4~6.1 毫摩/升	6.1~7.8 毫摩/升

对于择期的普通手术采用一般标准，精细手术（例如整形手术）采用严格标准，而对于急诊手术、75岁以上的老年人、存活时间小于5年（比如肿瘤患者）、合并心脑血管疾病、中重度肝肾功能不全、低血糖高危人群、精神或智力障碍人群、胃肠外营养患者则可采用宽松标准。

降糖药可不可以停

胰岛素乃是围术期首选的降糖药，对于绝大多数患者而言，在术前应该将原有的降糖方案过渡至胰岛素，并且要根据禁食的情况来调整胰岛素的剂量，具体如何操作会由医务人员负责制订和执行，患者无需过度操心。下面列出来几种常用的口服降糖药和围术期建议，以供参考。

常用降糖药的机制与围手术期建议

药物类型	药物名称	降糖作用机制	围术期使用建议
双胍类	二甲双胍等	改善外周组织对胰岛素敏感性、增加对葡萄糖摄取和利用的作用	继续使用有引发乳酸酸中毒的风险；对于肾功能不全者建议停止使用
α-葡萄糖苷酶抑制剂类	阿卡波糖、伏格列波糖等	通过抑制碳水化合物的吸收，降低餐后高血糖	建议停止使用

（续表）

药物类型	药物名称	降糖作用机制	围术期使用建议
磺脲类 格列奈类	格列苯脲、格列齐特、格列喹酮、格列美脲、瑞格列奈、那格列奈等	胰岛素促泌剂，存在造成低血糖的可能性	建议停止使用
噻唑烷二酮类	吡格列酮、罗格列酮等	增强身体对胰岛素的敏感度	作用于胰岛素抵抗患者，建议停止使用
二肽基肽酶－Ⅳ抑制剂类	西格列汀、替格列汀、维格列汀等	促进胰岛β细胞释放胰岛素，同时抑制胰岛α细胞分泌胰高血糖素，从而提高胰岛素水平，降低血糖	这类药物具有血糖依赖性，在患者处于禁食状态下建议停止使用
钠－葡萄糖协同转运蛋白酶抑制剂类	达格列净、恩格列净等	抑制肾脏对葡萄糖的重吸收，使过量的葡萄糖从尿液中排出，降低血糖	为了避免出现酮症酸中毒的风险，建议在术前停用3天

对于通过口服降糖药进行治疗的患者，一般进行小手术时，要在术前一晚以及手术当天停止使用口服降糖药；进行大中手术时，要在术前2~3天停止使用口服降糖药，改胰岛素治疗

注射降糖药或者胰岛素可不可以停

（1）胰高血糖素样肽-1受体激动剂

该类药物能发挥肠促胰岛素作用而产生降糖效果，是一类既能降血糖，又能降低体重的促胰岛素分泌药物。因为其可能会延迟手术后胃肠道功能的恢复，所以建议停止使用，改为胰岛素治疗。

（2）胰岛素

对于入院前长期接受胰岛素治疗的患者（方案多为中长效胰岛素＋短效胰岛素皮下注射），如果是接受长时间大手术、术后无法恢

复进食的患者，在手术当日可改为短效胰岛素 + 持续静脉泵注；而对于门诊小手术患者，在手术当日可保留中长效胰岛素，剂量保持不变或者减少 1/3 ~ 1/2，停止使用短效胰岛素。

术后口服降糖药何时开始恢复

术后在患者恢复正常饮食之前，要继续给予胰岛素静脉输注；等患者恢复进食后，就可以恢复术前的口服降糖药治疗方案，并且要密切监测血糖的变动情况。部分特殊患者术后选择口服降糖药时要注意：合并肾功能不全、严重肝损伤或充血性心力衰竭的患者不能使用二甲双胍；患者围术期出现充血性心力衰竭、体液潴留或肝功能异常等情况不能用噻唑烷二酮类；打算使用高剂量磺脲类药物要从低剂量开始逐渐调整至目标剂量。

> **特别提醒**
>
> 糖尿病患者麻醉前是否停用降糖药是一个需要综合考量多方面因素的复杂问题。建议与麻醉医师和内分泌科医生充分沟通，提供详细的病史和用药情况，以便医生能够做出最适合患者的决策。通过专业的评估和个体化的方案，保障手术顺利进行的同时，最大限度地减少血糖波动带来的风险，确保患者的健康和安全。

31. 我有甲状腺疾病，麻醉风险大吗

> 吴小姐是名运动达人，非常喜欢夜跑。在一个小雨的天气，她因为夜跑时路滑不慎摔到了膝盖，经过医生检查，她的右膝半月板断裂需要手术修复。她想起体检时发现甲状腺有一个直径为2毫米的结节，不禁有点担心，甲状腺有问题会影响麻醉吗？
>
> 于是她在术前专门看了麻醉门诊进行了详细了解。吴小姐在术前进行了甲状腺超声、甲状腺功能的检查，没有相关问题，顺利地在麻醉下完成了膝盖半月板的手术。

甲状腺有什么相关疾病

甲状腺是人体重要的内分泌器官，其相关疾病在临床中较为常见。当患者需要进行手术时，麻醉的选择和管理至关重要，同时也存在一定的风险。

甲状腺主要分泌甲状腺素（T_4）和三碘甲状腺原氨酸（T_3），这些激素对身体的代谢、生长发育、心血管功能等起着重要调节作用。甲状腺相关疾病包括甲状腺功能亢进症（简称甲亢）、甲状腺功能减退症（简称甲减）、甲状腺结节、甲状腺癌等。

甲状腺相关疾病对麻醉有什么风险或影响

甲亢患者常有心悸、心动过速、心律失常等心血管症状，增加了麻醉诱导和维持期间发生心血管事件的风险。甲减患者则可能存在心肌收缩力减弱、心率缓慢等问题，影响心血管功能的代偿能力。甲亢患者可能因甲状腺肿大压迫气管，导致呼吸困难。同时，甲亢引起的高代谢状态也可能使呼吸功能受到一定影响。甲亢患者的代

谢亢进可导致血糖升高、电解质失衡等问题，增加麻醉管理难度。

在进行麻醉前，需要对甲状腺相关疾病患者进行全面的风险评估，包括以下几方面。

- 心血管系统：评估患者的心脏功能、心律失常情况等。
- 呼吸系统：了解气道情况、呼吸功能等。
- 代谢状态：检查血糖、电解质等指标。
- 甲状腺疾病的严重程度：如甲亢是否得到控制、甲减的程度等。
- 其他合并症：如高血压、糖尿病等，这些合并症也会增加麻醉风险。

甲状腺疾病患者在麻醉选择上要注意什么

全身麻醉通常是首选麻醉方式。在诱导时应注意避免诱发心律失常，维持过程中要注意控制应激反应，甲亢时避免甲状腺危象的发生。对于甲减患者，需注意对心血管系统的支持，避免低血压等情况发生。

在甲亢控制良好、心血管功能稳定的情况下，可谨慎选择区域麻醉，但要密切关注患者反应。术后要密切观察患者的生命体征、呼吸状态、伤口情况等，及时发现并处理可能出现的问题。同时，要根据患者的甲状腺疾病情况调整后续治疗方案。

特殊情况和特殊患者的考虑

甲状腺危象是甲亢患者麻醉和手术的严重并发症，其表现包括高热、心动过速、烦躁不安、呕吐、腹泻等。预防甲状腺危象的关键在于术前充分准备、术中精细管理及术后密切观察。一旦发生甲状腺危象，应立即采取积极的治疗措施，包括降温、镇静、抗甲状腺药物治疗、支持治疗等。

甲状腺相关疾病在孕妇中较为常见，麻醉管理需要特别谨慎，要考虑药物对胎儿的影响。老年患者常伴有多种合并症，麻醉风险相对较高，需要综合评估和个性化管理。

> **特别提醒**
>
> 甲状腺相关疾病患者的麻醉管理具有一定的复杂性和风险性。麻醉医生需要充分了解患者的病情，进行详细的风险评估，制订个体化的麻醉方案，并在麻醉过程中密切关注患者的变化，采取积极有效的措施，以确保患者的安全和手术的顺利进行。同时需要外科医生、内分泌科医生等多学科团队医生通力合作，共同为患者提供最佳的医疗服务。

32. 我有甲亢，能做无痛人流吗

甲亢是指甲状腺腺体本身产生甲状腺激素过多而引起的甲状腺毒症。甲亢患者会表现出脖子粗、眼球突出、消瘦、食欲亢进、乏力、怕热、烦躁易怒、心慌、手抖等不同的症状，往往需要药物、手术及放射治疗来控制相应的症状。

甲状腺素会对身体产生哪些影响

甲状腺激素是由甲状腺合成和分泌的，分泌受上一级神经系统、甲状腺自身及血液中的甲状腺素水平三大因素相互的动态平衡影响。任何一个环节出现问题都会引起甲状腺素水平的紊乱。甲状腺素的作用也是多样的，它可以使身体产生更多的能量，促进糖、脂肪和蛋白质的代谢，同时促进身体发育及大脑的成熟。如果孕妇的甲状腺功能亢进，则会导致代谢亢进无法为胎儿提供足够营养，最终影响胎儿的生长发育。另外，甲亢孕妇服用抗甲状腺素药物有可能导致胎儿先天甲减，并且容易早产。对胎儿和孕妇都有不利的影响。

得了甲亢，但是又需要手术该如何应对

在手术过程中、创伤应激、感染发生、抗甲状腺药物的停用及妊娠状态等因素，特别是当甲亢病情严重或未经治疗/治疗不足时，可能导致甲状腺激素水平急剧上升，进而对全身多个器官系统产生广泛且严重的损害，甚至威胁到患者的生命安全。

为了减轻这些风险，甲亢患者通常需在手术前接受 2～6 周的预处理，具体措施包括：采用抗甲状腺药物来抑制甲状腺激素的合成；或者应用碘剂治疗以减少甲状腺素的释放并降低甲状腺血流；还可辅以 β 受体阻滞剂来控制心率过快。这些治疗方案既可单独实施，也可根据病情需要联合应用，以有效降低手术及围术期风险。对于正处于甲亢治疗过程中的患者，手术前建议继续维持原有的甲状腺药物治疗方案，严格避免自行停药。这尤其针对抗甲状腺药物及用于心率调控的 β 受体阻滞剂（如美托洛尔、倍他乐克等），它们应持续服用至手术当天的清晨，以维持患者的生理状态稳定。

考虑到甲状腺激素的广泛生理作用及甲亢可能带来的多器官系统风险，术前评估显得尤为重要。

- 心电图检查：能评估心脏功能，确保手术过程中患者的心脏能够承受手术刺激。
- 甲状腺激素水平：为了解当前甲亢控制情况，避免手术诱发甲状腺危象。
- 肝肾功能及血糖：全面评估患者的身体状况，确保手术及麻醉药的使用不会对其造成不良影响。

对于甲亢已导致心脏问题的患者，还需进一步完善心脏彩超、24 小时心电图等检查，以精确评估心脏状况，为麻醉及手术提供更为详尽的依据。若患者存在因甲亢导致的颈部肿大，影响呼吸功能，还需进行甲状腺 B 超、CT 等影像学检查，以了解甲状腺肿大程度及周围结构关系，为手术路径的选择及麻醉管理提供参考。

甲亢控制到什么程度进行手术比较安全

甲亢患者计划进行人流手术时，最佳手术时机的选择至关重要。为了确保手术安全并减少并发症的风险，需要达到以下几个条件。

甲亢患者手术满足条件

甲亢症状得到有效控制	基础代谢率（BMR）稳定在正常范围内，通常要求基础代谢率接近正常值，即不超过 ±20%
	静息心率低于 90 次/分钟，脉压减小
	患者情绪稳定，睡眠质量良好，体重有所增加或保持稳定
甲状腺激素水平正常	血液中的甲状腺激素（T_3、T_4）水平应处于正常范围
	促甲状腺激素（TSH）水平正常
术前准备充分	进行详细的术前评估，包括但不限于心脏功能评估、甲状腺功能检查等
	使用抗甲状腺药物和 β 受体阻滞剂控制甲亢症状，这些药物通常需要持续使用直至手术当天
	对于存在气管受压或移位等情况的患者，还需进行影像学检查（如颈部 X 线、CT 或 MRI）以评估气道状况

对于无痛门诊人流手术有哪些情况需要引起注意

甲亢患者在无痛手术过程中，麻醉医生会加强心率、血压、心电图等生命体征的监测，及时发现问题，及时支持和处理，使患者舒适安全地度过手术过程。同样在术后患者将进入麻醉苏醒室进行复苏和监护，待达到出复苏室标准后方可离开。如果患者出现心率增快、血压升高、体温上升甚至出现意识改变等问题，要及时发现，明确原因并处理。临床上可以根据相应的评分标准更加准确的判断是否存在相关并发症。

尽管人工流产手术本身相对刺激小、创伤轻，无痛技术为患者提供了更高的舒适度，但医疗安全不容忽视。特殊情况下的处理：如果甲亢控制不佳，应优先考虑通过药物治疗或其他手段控制甲亢后再进行手术；若患者情况紧急，无法等待甲亢完全控制，应由内分泌科医师评估后决定是否可以在严密监护下进行手术，并采取相应的预防措施。

因此，甲亢患者在进行人流手术前，应确保甲亢症状得到有效控制，甲状腺功能指标趋于正常，并完成必要的术前准备。这有助于降低手术风险，保障患者的安全。

Bureh-Wartofsky 评分量表标准

		标　准	分　数
体温调节障碍	体温（℃）	37.2 ~ 37.7	5
		37.8 ~ 38.3	10
		38.4 ~ 38.8	15
		38.9 ~ 39.3	20
		39.4 ~ 39.9	25
		≥ 40	30
心血管系统	心动过速（次/分）	100 ~ 109	5
		110 ~ 119	10
		120 ~ 129	15
		130 ~ 139	20
		≥ 140	25
	心房颤动	无	0
		有	10
	充血性心力衰竭	无	0
		轻度	5
		中度	10
		重度	20

(续表)

		标　准	分　数
消化系统	紊乱症状	无	0
		中度（腹泻/腹痛/恶心/呕吐）	10
		重度（黄疸）	20
中枢神经系统	紊乱症状	无	0
		轻度（烦躁不安）	10
		中度（谵妄/精神错乱/昏睡）	20
		重度（癫痫/昏迷）	30
	诱因状态	无	0
		有	10
总分		甲状腺危象	≥ 45
		甲状腺危象前期	25 ~ 44
		无甲状腺危象	< 25

注：评分基于存在甲状腺毒症。

33. 我有血栓性疾病，麻醉前怎么评估

血栓性疾病包括动脉性血栓疾病、静脉性血栓疾病和毛细血管性血栓疾病。这类疾病不仅会影响健康，还可能对手术和麻醉产生重大影响。

当有血栓性疾病的患者需要接受手术时，麻醉前的评估和准备至关重要。

什么是血栓性疾病

血栓是一种血液内的血凝块，当这些血凝块卡在血管当中的某个位置时，就会影响血液的流动，有血液的地方就可能会形成血栓，因而，遍布全身的血管均可能形成血栓。血栓形成是身体对血管损伤的正常生理反应，但当这种反应失控时，就会导致血栓性疾病的发生。动脉性血栓疾病涉及动脉内血栓形成，可能引发心肌梗死、脑卒中等严重并发症；静脉性血栓疾病涉及静脉内血栓形成，包括深静脉血栓形成（DVT）、浅静脉血栓（SVT）和肺栓塞（PE），可能导致下肢肿胀、呼吸困难等严重后果；毛细血管性血栓疾病影响微血管，可能引发微血管栓塞等问题。

麻醉前医生需要了解什么

针对血栓性疾病的患者，麻醉前评估至关重要。医疗团队需了解患者病史、症状和疾病严重程度，以确定最佳的麻醉方法和管理策略。评估内容包括以下几方面。

- 病史收集：详细了解患者的病史，包括过去 DVT 或 PE 发作、家族史、是否正在接受抗凝治疗等。
- 体格检查：进行全面的体格检查，关注下肢肿胀、疼痛、发绀等深静脉血栓征象，以及是否有呼吸困难、胸痛等。
- 实验室检查：包括凝血功能检查，如凝血酶原时间（PT）、活化部分凝血活酶时间（APTT）和国际标准化比值（INR），D-二聚体等以评估患者的凝血状态。
- 影像学检查：包括超声、计算机断层（CT）扫描或磁共振成像（MRI）等，确认 DVT 或 PE 的诊断，评估血栓的位置和大小。
- 心血管评估：对患者是否同时存在心血管疾病进行评估，如高血压、心肌梗死、冠状动脉狭窄、心律失常等。

麻醉前医生需要准备什么

评估完成后，制订个性化的麻醉前准备计划，确保手术过程中患者的安全和舒适。

（1）手术时机的选择

既往脑卒中可损害大脑血液灌注的自动调节机制，围术期的不良事件发生率显著增加，尤其在3个月内最高，大约9个月后趋于平稳。因此，既往脑卒中后的择期非心脏手术一般建议推迟至卒中后6个月后，病情允许的可以延长至9个月，以降低围手术期再发脑卒中的风险。对于已经形成静脉血栓的患者，需要重新对血栓脱落的可能性进行评估，必要时放置静脉滤器后再行手术。小血管的栓塞一般根据患者的临床表现进行手术时机的选择，一般不会造成严重的危及生命的后果。

（2）抗凝治疗管理

若患者接受抗凝治疗，需评估抗凝药使用情况，是否需要调整剂量或停药以减少出血风险，是否需要进行术前的桥接治疗等。患者和家属应该将服用的药物告知管床医生，以进行服用剂量、停药时间的评估和调整。

（3）下肢静脉血栓的预防

长时间卧床的患者，特别是下肢深静脉血栓风险较高者，需采取预防性措施，如穿弹力袜或进行下肢锻炼、下肢按摩等。

（4）麻醉和术中监测方案的选择

麻醉医生将根据患者病情和手术类型选择最适合的麻醉方法，以维持良好的血液循环和氧合。麻醉医生会提前确定监测方案，包括血压、心率、氧饱和度，心电图监测等指标，必要时可进行有创动脉血压监测。

（5）术前沟通

麻醉医生和手术医生在术前会与患者及家属进行详细的沟通，解释手术和麻醉的风险与利益，以及可能的并发症和预防措施。对于血栓性疾病的患者，术后血栓性疾病的预防同样重要。术后，患者应尽早下床活动，对于不能下床活动的患者，应对患者的下肢、上肢等进行肌肉按摩等促进循环的措施，并咨询管床医生，术前停用的抗凝药何时可以重新服用。

特别提醒

血栓性疾病患者的手术麻醉前评估和准备需要医疗团队的综合性和个体化的努力。通过全面评估患者的病史、体格检查和实验室检查，选择适当的麻醉方法和管理策略，可以最大限度地减少手术风险，确保患者的安全和舒适。与患者及家属的良好沟通和合作是确保手术成功的关键。血栓性疾病患者麻醉前的评估和准备是一项复杂而关键的工作，需要医疗团队的高度专业性和责任感。

34. 垂体瘤手术的麻醉有危险吗

垂体瘤是颅内常见的良性肿瘤，当需要手术治疗时，外科手术切除干净就可以治愈。

切除垂体瘤的手术方式有哪些

垂体位于颅内深处，其功能与内分泌调节密切相关。但是鼻腔内却可以有一个通道通到垂体的位置。所以对于一般大小的垂体瘤（肿瘤直径＜3厘米且未侵袭海绵窦），可以通过鼻子完成垂体瘤切除术，这意味着可以不用打开脑壳来完成切除肿瘤的手术了。

这种手术方式的优点在于手术切口小，而且随着神经内镜技术和可视技术的发展，手术可以在极小切口的情况下很快完成。经鼻的垂体瘤切除术对周围组织损伤较小同时患者术后恢复相对较快，可以显著减少患者的住院天数，患者的舒适度也显著提高。

垂体瘤麻醉的注意事项

（1）术前评估

经鼻垂体瘤切除术的麻醉管理也需要特别关注。麻醉医生在术前会对患者进行全面而详细的评估，包括患者的一般健康状况、心肺功能、内分泌状态等。这有助于制订个性化的麻醉方案，以应对可能出现的各种情况。垂体瘤患者可能因为出现以下几种情况来入院治疗：首先是头痛症状，多为前额或太阳穴部位疼痛；其次是内分泌紊乱症状，如女性闭经及不孕（伴溢乳），男性性功能减退，如勃起功能障碍等症状，儿童生长发育迟缓等；还可以出现如面容宽大、颧骨突出、鼻唇增厚，手指、脚趾增粗等。随着肿瘤瘤体增大可能会出现视力减退、视野缺损等。这些都是麻醉医生需要向患者了解的情况，来指定合适的麻醉方式和一些特殊的麻醉准备。

（2）麻醉访视的选择

在麻醉选择方面，全身麻醉是垂体瘤手术中最常用的方式。通过静脉注射或吸入麻醉药，患者会逐渐进入无意识、无痛觉的状态，确保手术能够顺利进行。同时，麻醉医生会根据手术的进程和患者的反应，精细地调整麻醉药的剂量和输注速度，以维持患者生命体征的稳定。

对于一些特殊的垂体瘤，麻醉医生也会做一些特殊的准备，比如垂体瘤大量分泌生长激素的患者可能有面容宽大、颧骨突出、鼻唇增厚等症状，这就给气管插管增加了一些难度。而如今可视喉镜及纤维支气管镜的普及，这些困难气道在可视化的器械下也变得简单起来。

（3）术中监测

在麻醉过程中，麻醉医生会持续密切监测患者的各项生理指标，如心率、血压、呼吸、血氧饱和度等。他们还会关注患者的体温、酸碱平衡和电解质水平等，及时发现并处理可能出现的问题。

对于一些特殊情况，如患者存在内分泌紊乱，麻醉医生需要特别小心地调整麻醉药的使用，以避免加重内分泌失调。此外，垂体瘤手术中可能会涉及对垂体周围血管和神经的操作，这对麻醉的要求更高。麻醉医生需要与手术团队密切配合,确保患者在手术过程中不会因疼痛或不适而出现意外情况。

(4) 术后管理

术后,患者会逐渐从麻醉中苏醒,麻醉医生会继续关注他们的恢复情况,包括意识状态、呼吸功能等,确保患者能够平稳过渡到术后康复阶段。值得注意的是,垂体瘤患者在麻醉后可能会出现一些并发症,如低血压、心律失常、肺部感染等。因此,术后的护理和监测同样重要。医护人员会密切观察患者的病情变化,及时采取相应的措施,以保障患者的安全和康复。

> **特别提醒**
>
> 垂体瘤作为一种颅内肿瘤,其手术治疗不仅对医生的技术水平提出了要求,也对麻醉管理提出了挑战。了解垂体瘤患者麻醉的相关知识,有助于患者和家属更好地理解手术过程,增强信心,积极配合治疗。

35. 患类风关多年,麻醉风险大吗

在临床进行手术前访视患者时,常常遇到手关节僵硬、活动受限,脖子不能前伸或后仰的患者,了解到这类患者患有类风湿性关节炎(简称类风关)多年。当类风湿性关节炎患者需要接受手术时,麻醉医生需要进行哪些方面的评估与管理来降低麻醉风险?

类风关患者进行手术需要调整抗风湿药吗

- 传统合成改善病情的抗风湿类药:手术期维持应用(包括氨甲

蝶呤、来佛米特、柳氮磺吡啶等），且不改变原有药物剂量。
- 生物制剂改善病情的抗风湿类药：术前停用所有的生物制剂。手术时间宜安排在不同类生物制剂最后一次用药周期结束之后。等患者切口愈合，不存在非手术部位感染的，可继续应用生物制剂。
- 靶向合成改善病情的抗风湿类药：建议术前3天停用托法替尼，在中重度类风关患者中，托法替尼所致的严重感染的风险与生物制剂相当，且是发生感染的独立危险因素。
- 糖皮质激素：建议继续应用，泼尼松剂量＜16毫克/天或等效剂量糖皮质激素。不建议超出生理剂量的应激剂量作为围手术期糖皮质激素维持用药，这样有助于维持血液动力学稳定，有利于降低感染的风险。

类风关患者累及的器官有哪些

类风关不仅影响关节，还可能影响全身多个系统，包括心血管系统、呼吸系统和神经系统等。这些系统的改变会影响麻醉的选择和管理。

（1）颈椎

许多研究表明，颈椎受累在早期或晚期疾病患者中很常见，且与不良预后相关。最常见的表现是寰枢关节不稳、脱位。这些改变会增加气道管理的难度，因此了解类风关的严重程度至关重要，包括是否影响颈椎或腰椎，查看腰、颈椎有无强直及活动受限情况，下颌关节是否强直、张口度大小及头后仰情况等，以便评估椎管内脊神经阻滞与经口腔气管插管的可行性。

（2）颞下颌关节

类风关也会影响颞下颌关节。对于麻醉而言，这意味着张口度减少和常见的颈部僵硬，使得气管插管和在该区域进行的手术中头颈部的定位都很困难。建议术前进行颞下颌关节功能障碍的预测评估。

（3）呼吸系统

类风关可引起间质性肺病和肺纤维化，导致肺功能减退，增加呼吸系统并发症的风险。

（4）心血管系统

类风关患者易患心包炎、心肌炎和冠状动脉硬化，增加了心血管并发症的风险。且在病程中随着炎性反应的积累其风险也进一步增加。对于有症状或危险因素的患者，建议采用心电图、超声心动图和心肌显像等无创方法对心血管状况进行评估。

（5）肝肾功能

类风关患者的肾和肝功能衰竭常因淀粉样变或药物治疗而发生，此类患者常出现亚临床的肾和肝功能不全，影响药物代谢和排泄。

类风关患者的麻醉选择与管理

类风关患者的麻醉方法选择通常取决于患者的一般情况和手术类型，没有单一的标准麻醉方式。在麻醉前，医生需要对类风关患者进行全面评估，以制订个体化的麻醉方案。除了详细了解患者的病史，包括病程、受累关节、全身系统受累情况和目前的治疗情况外，还需要进行血常规、肝肾功能等实验室检查和如 X 线、CT 或 MRI 的影像学检查，评估关节受累、颈椎不稳等全身状况。

类风关患者的关节改变可能会影响麻醉的进行和麻醉方法的选择。畸形的存在可能会影响手术中的定位，并影响区域麻醉技术的使用，从而导致与神经丛阻滞相关的重大问题。

类风关患者选择椎管内阻滞者，可能存在椎间隙硬化或解剖标志变异，椎管内直入法穿刺困难者可改用侧入法试探穿刺，穿刺期间务必小心、谨慎，如穿刺确有难度，不必强求。腰椎受累时应当避免椎管内麻醉。长时间应用阿司匹林等非甾体类抗炎药者，常产生凝血功能影响，应慎重或禁忌选择椎管内脊神经阻滞。

全身麻醉技术可以更好地控制心血管和呼吸系统，没有手术时间和部位限制。但是类风关患者因骨端融合可导致颈椎后仰受限，气管插管困难。据报道，约有 26% 的类风关患者会并发环杓软骨关节炎，其声门较正常者可有不同程度的缩窄，插管前应充分评估颈椎和颞下颌关节，必要时使用纤维支气管镜等工具以安全插管。气管导管应选择细一型号为宜，以避免声带与环杓关节损伤，以及术毕拔管后出现喉阻塞；也可以考虑气管造口。术毕拔管后注意有无喉水肿、喉痉挛等症状。

术后管理的注意事项

- 密切监测：术后应密切监测生命体征，特别是心肺功能和疼痛管理。
- 早期活动：鼓励患者早期活动，防止术后并发症如深静脉血栓和肺部感染。
- 药物管理：继续使用治疗类风关的相关药物，防止病情复发，同时调整术后镇痛药，确保有效的疼痛控制。

术后镇痛对于类风关患者的预后尤为重要。可以使用多模式镇痛，包括区域阻滞、非甾体抗炎药和阿片类药物，减轻术后疼痛。

特别提醒

俗话说"可有小手术，没有小麻醉"，术前充分评估类风关患者的气道情况，尽可能将未预料的困难气道变为已预料的困难气道，做好术前的充分准备，与患者家属充分沟通，尽可能地降低患者围术期麻醉风险。

36. 胃肠镜检查可以麻醉吗

在现代医学领域，胃肠镜检查是诊断消化道疾病的重要手段，包括胃镜和结肠镜检查。然而，当胃镜经过口腔和咽喉部时，会使患者产生恶心、呕吐及窒息感等不适；而肠镜经过直肠或在结肠腔内行进对结肠产生牵拉时会形成较强烈的疼痛感。这种疼痛和不适会让许多患者对胃肠镜检查产生恐惧感。幸运的是，随着医疗技术的不断进步，无痛胃肠镜应运而生，为众多患者带来福音。有麻醉的胃肠镜检查，一般被称为无痛胃肠镜。

胃肠镜检查的麻醉过程是怎样的

一般而言，无痛胃肠镜采用的是全身麻醉。在检查前，患者侧卧于检查床上，麻醉医生通过静脉注入一种/多种起效快、作用时间短、恢复迅速的麻醉药，使患者在数十秒内进入类似睡眠（深度镇静）状态。此时，消化内镜医生将胃肠镜轻轻插入患者的口腔或肛门，对胃肠道进行仔细的检查。在此过程中麻醉医生会根据操作刺激及患者反应，个体化地给予麻醉药，使整体处于安静、沉睡、无不适感的状态下完成检查。检查结束后，麻醉药的效果逐渐消退，患者逐渐苏醒。此时，患者可能会有轻微的头晕、乏力等症状，但很快就会消失。

无痛胃肠镜较普通胃肠镜的明显优势有哪些

患者舒适度提高、疾病阳性诊断率提高、患者复诊依从性提高。但相对于西方发达国家，我国无痛胃肠镜操作比例仍然不高。一方面有经济的因素，另一方面也有对其安全性的顾虑。

无痛胃肠镜麻醉的安全性已得到广泛认可。麻醉药的选择和使用都是由专业的麻醉医师，通过严格筛选和评估才应用于临床。这些药物具有良好的安全性和有效性，能够在短时间内产生足够的麻醉效果，同时不会对患者的身体造成长期损害。

麻醉医生具有丰富的麻醉经验和专业知识，能够准确判断患者的麻醉需求，制订合适的麻醉方案。同时，在先进监测设备的帮助下，麻醉医生会在检查过程中严密监测患者的生命体征；而完善的急救措施及设备，保证一旦发生意外情况时，麻醉医生能够迅速进行救治，确保患者的安全。

是否所有患者都能够接受无痛胃肠镜

一方面，胃镜或肠镜检查本身有一些禁忌证，如消化道穿孔、咽喉疾病、食管损伤狭窄、肠道梗阻或炎症、妊娠期、严重的心肺功能不全等；另一方面，不适合接受麻醉的情况包括以下几点。

- 患者严重肥胖，下颌比较短，有睡眠呼吸暂停综合征，这一类患者在麻醉状态下容易出现呼吸暂停，导致低氧血症。
- 有消化道出血或者怀疑胃潴留的患者，胃中有较多的胃内容物，胃肠镜检查时容易出现反流，而麻醉状态下由于缺乏保护性反射，容易出现误吸，导致吸入性肺炎甚至窒息。
- 近期有不稳定的心脑血管事件发生，如三个月内脑梗死或严重心绞痛发作的患者。
- 急性呼吸道感染/哮喘发作患者。
- 无亲友陪伴者。

无痛胃肠镜为患者带来了舒适化医疗体验，如何保证这项医疗活动的顺利安全进行，除了医护工作人员的努力，也需要患者的积极配合。首先，高龄患者或合并多项慢性疾病患者，建议预约胃肠镜检查前先去麻醉门诊进行病情评估，确认是否适合麻醉；其次，患者需要在检查前告知医生自己的过敏史和药物使用情况，以便医生选择合适的麻醉药；再次，检查前患者也需要按照医生建议进行禁食、导泻，保证胃肠镜检查的质量与安全；最后，考虑麻醉药对运动及判断可能存在的残余影响，建议麻醉后24小时内不宜进行驾车或高空作业等需要高度集中注意力和快速反应的活动，当然具体时间因人而异。

> **特别提醒**
>
> 虽然胃肠镜检查可能带来一些不适和疼痛感,但它却是守护健康的重要武器。通过选择合适的麻醉方式和做好配合工作,胃肠镜检查会变得更加轻松和愉快。同时,日常生活中的饮食和生活习惯也要重视,保持健康的生活方式,让健康成为生活的常态。

37. 气管镜检查那么难受,可以进行麻醉吗

当医生告诉你可能需要做气管镜检查时,你的脑海中是不是立刻浮现出各种难受和不适的画面?确实,气管镜检查听起来就不是那么友好,但其实可以通过麻醉,或者是无痛技术来减轻痛苦的。

为什么气管镜检查时会觉得难受

气管镜就像是医生的"电子眼",可以深入气管和支气管内部,去看看那里有什么异常情况。它能帮助医生诊断各种肺部疾病,比如肿瘤、炎症、异物等。想象一下,有一根细细的管子要从患者的口鼻进入,一直伸到气管里,这种感觉肯定不太美妙。在检查过程中,患者可能会感觉喉咙痒痒的,想咳嗽,甚至可能会觉得呼吸有点不顺畅。不过别担心,这些都是正常的反应。

当气管镜进入气道时,会刺激到喉咙、气管等部位,就好像有个小小的"不速之客"在气管里"捣乱",身体自然会产生各种反应来"抗议"。首先,喉咙受到刺激会让患者产生强烈的异物感,忍不住想要咳嗽。其次,气管镜进入气管时可能会暂时影响呼吸,患者

会觉得有点憋闷。而且，检查过程可能会持续一段时间，在这段时间里，患者只能努力去忍受这种不舒服的感觉。

麻醉登场，缓解不适

目前，气管镜检查常用的麻醉方式主要有两种：局部麻醉和全身麻醉。

局部麻醉就像是给气道局部"抹上"一层"舒缓霜"。检查前，医生会让患者花 10 分钟左右雾化吸入麻醉药，之后再通过向口鼻喷洒一些麻醉药，或者含一些麻醉药液，让患者的喉咙和气管局部麻醉。这样，当气管镜进入时，咽反射强度和咳嗽频率就会降低。不过，局部麻醉可能并不能完全消除所有的不适，但已经能在很大程度上让检查变得更容易忍受。

全身麻醉则像是让患者进入了一个短暂的"睡眠状态"。医生会通过静脉注射等方式使用麻醉药，让患者在检查过程中完全睡着，感觉不到任何疼痛和不适。等患者醒来的时候，检查就已经完成了。全身麻醉相对来说会更复杂一些，需要医生对患者的身体状况进行更严格的评估，确保患者的安全。

气管镜检查时该如何选择合适的麻醉方式

一般来说，如果患者身体状况较好，能够配合检查，局部麻醉可能就足够了。但如果患者非常紧张、焦虑，或者存在一些特殊情况，比如严重的心肺疾病，全身麻醉可能会更合适。医生会详细评估患者的健康状况、病情及对麻醉的耐受能力，然后给出最适合的建议。

在决定了要进行麻醉后，还有一些重要的事情需要患者注意。

- 一定要如实告诉医生自己的健康状况，包括是否有过敏史、慢性疾病、近期服用的药物等。这些信息对于医生选择合适的麻醉方式和确保麻醉安全都非常重要。
- 在检查前要按照医生的要求进行准备，如可能需要禁食禁水一段时间,以避免在麻醉过程中发生呕吐等意外情况。
- 检查当天最好有家人或朋友陪同,这样可以在检查后照顾。

检查过程中和检查后要注意什么

整个检查过程通常不会太长,一般在十几分钟到几十分钟。当患者躺在检查床上,麻醉发挥作用后,医生就会开始进行气管镜检查。在局部麻醉下,患者可能还是会有一些意识,但感觉会比较模糊,可能会感觉气管镜在呼吸道内移动,但不会有明显的疼痛。如果是全身麻醉,那患者就会完全进入"梦乡"。医生会仔细观察气管和支气管的情况,必要时还会进行一些操作,比如取活检、清除异物等。

检查结束后也不能掉以轻心。如果是局部麻醉,在检查后的一段时间内,喉咙可能还会有些不舒服,比如疼痛、异物感等。可以适当喝点水,避免吃辛辣、刺激性的食物。如果是全身麻醉,在苏醒后可能会感到有些困倦、头晕等正常反应。需要在恢复室观察一段时间,等身体状况稳定后再离开。

此外,不管是哪种麻醉方式,在检查后都要注意休息,避免剧烈运动。如果出现喉咙出血、呼吸困难、发热等异常情况,一定要及时告诉医生。

特别提醒

气管镜检查虽然听起来有些吓人,但在医生的专业操作和麻醉的帮助下,其实并没有那么可怕。如果需要进行气管镜检查,不要过于紧张和害怕,相信医生,他们会尽力让你在检查过程中少受一些痛苦。

关于"特殊"情况的特别关照

Three 三

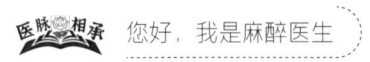

38. 装过心脏起搏器，麻醉前需要注意哪些问题

什么是心脏起搏器

心脏起搏器的全称为植入型心律转复除颤器（ICD），是一种常用于帮助管理心律失常或心脏节律不稳定的，植入体内的医疗设备。这对于那些心脏本身无法维持正常节律的患者来说至关重要。当心脏出现异常或不规律的节律时，起搏器会发出电信号，使心脏维持正确的速率跳动。

临床常用的心脏起搏器有很多类型。

- 单腔起搏器：只在心脏的一个心房或一个心室内放置电极，主要用于处理心房或心室异位心律失常。
- 双腔起搏器：在心脏的一个心房和一个心室内分别放置电极，允许更多的心率控制，模仿自然心脏节律。
- 三腔起搏器：在心脏的两个心房和一个心室放置电极，帮助处理特定类型的心脏问题，如心房颤动等。

ICD 除了起搏功能外，还可以检测和纠正快速、危险的心跳情况，用于治疗严重心律失常，可提供电击来恢复正常心律。

如果装了起搏器，需要手术怎么办

安装了心脏起搏器的患者，如果需要手术和麻醉是不是有风险呢？大家不用担心。首先在安装有心脏起搏器的患者接受麻醉前，医护人员会特别关注，完成各种检查和准备，以确保手术过程安全无误。

（1）术前

麻醉前，医护人员会对患者进行全面评估，包括了解病史、心脏的功能状态、起搏器型号和功能设置等信息。医护人员还会检查并记录心脏起搏器的型号、电池寿命、触发模式和参数设置等信息，以确保起搏器正常运行，并采取必要措施避免外部干扰。必要时需要联系心脏起搏专家。在麻醉前,与心脏起搏专家沟通十分重要,可以根据专家建议调整起搏器设置,以适应手术期间可能出现的情况。

(2)术中

麻醉手术期间可能存在各种电磁干扰源,如电刀、除颤器等设备,医护人员应避免这些干扰源对心脏起搏器造成影响。在选择麻醉药时,需考虑其对心脏起搏器的影响,应该谨慎选择合适的麻醉药。医生需重视围术期监测,在麻醉过程中,应持续监测心脏活动、血压和氧饱和度等参数,及时发现异常情况,及时采取相应措施。同时应预先制订紧急处理计划,包括临时起搏器、除颤器等设备的准备,以应对可能出现的意外情况。

(3)术后

在手术麻醉结束后,需要继续对患者进行密切监测,以确保心脏正常节律,排除不良后果。需向患者提供相关的康复指导,包括如何正确使用起搏器、日常护理注意事项、定期复诊等。

特别提醒

在进行麻醉手术前如果出现以下几种情况,需引起高度重视,在麻醉手术前必须考虑安装心脏起搏器,以确保患者在手术过程中和术后都能够维持正常心率和心脏功能。

- 高度房室传导阻滞:当心电图显示心脏的电信号不能从心房传导到心室时,可能需要安装心脏起搏器来维持心跳。
- 室颤:发作可能危及生命,需要安装ICD提供紧急治疗。
- 严重心力衰竭、伴有收缩不全或房颤等症状:患者可能需要心脏再同步化治疗(CRT)起搏器来改善心衰的症状。
- 其他高风险因素:包括长QT间期综合征、Brugada综合征、心肌病等遗传性心脏疾病,或对药物治疗反应差。
- 射频消融手术后:一些患者可能需要安装心脏起搏器以支持心脏功能和控制心率。

您好，我是麻醉医生

39. 血透的患者可以打麻醉吗

> 小张是一位年轻的血透"老病号"，他从6岁开始就被诊断为糖尿病，从12岁起肾脏就出现了问题。算起来，今年已经是小张血透的第12个年头了，目前已经属于肾功能不全尿毒症期。这几天，小张在家里不小心摔了一跤，腿部骨折了，住进了医院里。医生说需要手术，不然以后可能很难再站起来，但是小张自己和家人都非常害怕："手术就要上麻醉，我这样的身体到底能不能麻醉呢？"

肾功能不全的患者麻醉前需要注意什么

血液透析的患者更容易由于各种原因需要进行手术。比如血管通路开放手术、甲状旁腺切除手术和肾移植手术，也会因其他问题而需要择期或急诊手术。相较于一般患者，肾功能不全患者的麻醉方式、药物的选择和面临的风险，可能会更加复杂的。

在手术前，患者需要检查血生化、血常规和电解质等指标，并且告知医生目前透析治疗的方式和情况，可以把透析病历或者记录提供给医生参考。如果有条件的话，比如进行的不是急诊手术，有一定的准备时间，那么医生可能需要对患者全身的情况再进行一次检查和评估，有可能会多安排一次或多次血液透析（简称血透），积极调整水、电解质、酸、碱平衡，纠正贫血、调整心功能、血压、血糖等，让身体全面的状态改善，以便更好地面对围手术期的风险。

患者需要和医生或护士说明血透插管的位置，方便在测量血压、静脉穿刺或其他治疗的时候可以避开瘘管位置，保护好"肾"命通道。

血透患者可能在手术后仍需要再进行一次血透，以便维持水电解质平衡，同时帮助药物代谢。如果是常规进行腹膜透析的患者，则可能需要暂时性的替换成血透治疗,这些都需要麻醉医生和肾脏内科医生共同决定。不需要觉得一旦"血透"了,就不可以再进行腹膜透析,而存在顾虑。

肾功能不全的患者麻醉的风险是什么

有一部分糖尿病肾病患者可能会出现"胃轻瘫"的症状。就是吃了东西,胃活动能力很差,食物可能在胃里存留的时间比较长。因此,在麻醉期间,反流误吸的风险就可能增大。为了减少此类风险,需要适当延长禁食禁水时间,在术前进行超声评估胃内容物等检查,这样可以方便医生管理。

有一部分的长期血透的患者血肌酐指标可能降不下来,维持在比较高的数值,那么麻醉或者手术的风险是不是增加了呢?其实从一定程度上说,透析以后血肌酐数值"并不是那么重要"。因为在替代治疗以后,血肌酐指标反映的是残余的肾功能和透析是否充分。因此,医生除了血肌酐以外,还会结合其他指标,全面评估透析的充分性。血肌酐数值高低与麻醉的风险也并不是直接挂钩的,关键还需要专业的医生进行评估。

有一部分患者担心自己的肾功能不全的问题会不会导致麻醉药代谢不了,而"醒不过来"。其实,肾功能衰竭的患者在使用药物时,确实存在易过量、易中毒和作用残余的风险。因此麻醉医生会选择对循环和代谢影响小、可控性好、时效短,最好是不依赖肝脏代谢和肾脏清除的药物,同时也会根据肌酐清除率来调整药量和用药间隔。

有一部分患者在术前存在高钾血症。这是比较危险的一个问题,可能需要请肾内科会诊,以评估是否需要术前透析,但目前关于麻醉诱导前血钾的最大安全值尚无定论。心电图异常并不会随血钾升高而有序进展,无心电图改变也不能排除高钾血症诱发心搏骤停的可能。因此,急诊手术的高钾血症处理取决于患者平时和当前的血钾值,以及手术的紧迫性(即为透析而推迟手术是否安全)。无法实施透析时,对于危及生命的外科情况(如严重出血),无论血钾水平和心电图改变如何，医生都会实施手术和麻醉。当然，这个时候，麻醉医生也会使用一些药物或者方法来降低血钾，尽量保证生命的安全。

肾功能不全患者的麻醉应该怎么选

麻醉监护下管理是透析患者比较合适的麻醉方法之一。酌情使用小剂量起效快、作用时间短的镇静、抗焦虑或镇痛药，以便迅速滴定至药物起效，同时减少用量以促进患者快速苏醒。

若外周神经阻滞或椎管内麻醉等区域麻醉技术能够满足手术需求，则透析患者通常也可以优先选择此类方式。但是术前需要检查凝血功能，如果麻醉医生留置了硬膜外导管之类的，术后的血透建议改为无肝素血透，同时警惕出血风险。

全身麻醉的舒适度和依从性会更好。在全麻期间，麻醉医生会积极调整水、电解质、酸碱平衡，保护重点脏器功能，管理呼吸道，维持凝血功能，同时进行有计划的补液和药物使用等，保证患者平稳度过围术期。

40. 放化疗患者的麻醉风险大吗

放化疗患者麻醉的风险通常会受到多种因素的影响，包括患者自身的健康状况、麻醉药的选择及麻醉方案等。放化疗患者的身体状况较普通人更为特殊，他们在接受放化疗时，不仅杀死了肿瘤细胞，也会杀死了部分正常细胞，从而对身体产生不良反应，使各个器官功能受损，以至于对手术麻醉的耐受性下降，麻醉风险也会增加。

放化疗导致的身体变化会对麻醉有什么影响

部分化疗药具有一定的心脏毒性，如 5-氟尿嘧啶、顺铂等，可能会导致心肌细胞损伤、心律失常、冠状动脉痉挛、心肌缺血及扩张型心肌病等。大剂量放疗对心脏也有一定的影响，主要引起心律失常及渗出性心包炎等，通常是自限性的。因此这类患者在手术麻醉时心脏意外的发生风险提高。放化疗患者在麻醉之前需要通过心电图、心肌损伤标记物及心脏超声等实验室检查详细评估心功能，判断是否需要延迟手术以及接受相应治疗，并给出麻醉风险的预测。

肺是身体进行气体交换的重要器官，有的化疗药如博来霉素、烷化剂、吉西他滨会引起肺毒性，导致支气管痉挛、间质性肺炎、急性呼吸窘迫综合征、弥漫性肺泡损伤和出血、非心源性肺水肿等。放疗也会导致一定程度的肺损伤，放化疗患者可能会因为肺部问题在围手术期出现低氧或二氧化碳蓄积以及术后肺不张或肺炎加重等风险。

放化疗患者在麻醉之前需要进行活动耐量评估、肺功能检测、动脉血气分析及胸部 CT 等检查，以详细评估肺功能。当患者肺功能受损严重时，应在麻醉前进行抗炎祛痰和肺功能锻炼等对症处理，待病情稳定后再行手术。

头颈部肿瘤的患者在接受放疗后，可能会出现张口困难、牙关紧闭、头颈活动度降低、声门及会厌水肿等，这些并发症以及肿瘤本身的占位都会增加气管插管及通气的难度。对于这类患者，如果需要气管插管则出现"困难气道"的风险较大，因此需要在术前进行详细的气道评估并做出插管预案以及后续的气道管理方案。

另外，颈部肿瘤的患者在接受放疗后可能出现甲状腺功能减退，中重度甲状腺功能减退可能会导致麻醉时出现严重低血压、心率下降甚至心脏骤停。因此这类患者在麻醉前需要评估甲状腺功能，对于中重度甲减患者应在甲状腺功能得到纠正后再进行手术。

肝脏和肾脏是人体最重要的两个代谢器官，化疗药主要经肝脏代谢，经肾脏排出。因此在化疗过程中肝肾功能受损是不可避免的，严重时可能会导致肝脏代谢及合成功能受损，凝血因子减少，出现凝血功能障碍，以及肾脏的排泄功能下降，体内电解质及酸碱平衡出现紊乱。大多数化疗药的肝肾毒性是一过性的，但麻醉前仍需检测肝肾功能及凝血功能，评估患者的肝肾代谢能力。若出现严重的肝肾功能障碍时，患者对麻醉药的敏感性会增加，麻醉作用时间会延长，术后苏醒也会延迟，不利于患者的术后康复。

化疗药对身体的免疫系统有一定影响。化疗药会抑制骨髓，引起全血细胞减少，以红细胞、白细胞、血小板减少为特征，患者会出现贫血、出血风险增加、免疫功能下降、感染概率增加等风险。化疗诱导细胞凋亡时，会激活免疫系统，促进炎症反应，还会使免疫细胞失活而导致免疫抑制。因此放化疗患者在手术麻醉时，出血及感染风险较大。患者在麻醉前需要检测血常规及凝血功能，判断骨髓抑制程度。当患者出现严重的中性粒细胞减少或全血细胞减少时，应考虑推迟手术，并对症治疗，直到相关指标恢复至可耐受手术麻醉的范围，以减少术中出血及感染风险。

可以采取哪些措施减少不良影响

（1）充分的术前评估

首先充分了解患者的病史及治疗经过，进行详细的体格检查，结合心电图、心脏超声、肌钙蛋白、胸部CT及血气分析等实验室检查对患者心肺状态进行准确评估。若心肺功能较差时，应请相关科室会诊，以进一步评估病情或予以治疗。接受放化疗的患者通常会出现凝血系统异常，因此还应注意患者的各项凝血指标及血常规，判断其手术出血风险及能否实施椎管内麻醉或者深部神经阻滞。对接受头颈部放化疗的患者，还应注意有无困难气道，需进行详细的气道评估并制订气道管理计划。此外，还需评估患者肝肾功能等情况，以便做好充分的术前准备工作。

（2）合适的手术时机

一般认为患者在放化疗后4～6周进行手术为最佳时机，以便患者从放化疗的不良反应中恢复。若检查发现患者有严重的白细胞或血小板减少，或心脏及肝肾功能明显异常，应考虑推迟手术，直到重要器官功能恢复至手术可耐受的范围。

（3）术前预康复策略

经过放化疗的患者，身体各器官功能、营养状态、精神状态都会受到一定影响，除了保护重要器官功能，还应注意补充营养，加强锻炼及心理辅导，改善患者的身体及心理健康状态，减少焦虑等情绪，有助于术后康复。

（4）麻醉方式和管理

麻醉方式的选择不仅要考虑到手术的要求，还要考虑到患者的身体健康状况。一致认为，与全身麻醉相比，区域或局部麻醉更有助于降低肿瘤术后复发及转移风险，并且对患者的心肺及循环功能影响较小，有助于患者术后康复。但对于化疗后出现血小板减少的患者，应谨慎实施区域麻醉，避免出血及血肿形成的风险。

> **特别提醒**
>
> 放化疗患者在接受麻醉时确实存在一定的危险性。医务人员为了降低这种危险性，会在麻醉前对患者进行全面评估并制订个性化的麻醉方案；在麻醉过程中要密切观察患者的生命体征变化并及时调整麻醉药的剂量和给药速度；同时要加强与手术医生的沟通协作以应对可能出现的意外情况。通过这些措施可以最大限度地保障放化疗患者在麻醉过程中的安全，为患者围术期保驾护航。

41. 白血病患者能进行麻醉吗

白血病是血液系统的肿瘤性疾病,俗称"血癌"。恶性的血液细胞在骨髓内无限制增生和积聚,逐渐取代了正常的骨髓造血,使骨髓无法生产出正常的、可以发挥作用的红细胞、白细胞和血小板等。

白血病对人体的主要危害是造血功能受损引起的贫血、出血、免疫功能异常,以及白血病细胞还会浸润其他组织器官引起的相应的症状。

如果白血病患者需要手术,能否进行麻醉

如果白血病患者不幸得了其他疾病,需要进行手术治疗,能否上麻醉主要取决于患者白血病的时期、身体状况及手术的紧急情况。

当患者的白血病经过治疗,正处于缓解期或部分缓解期时,且患者各器官功能没有受到严重损害,那么进行麻醉的危险性不大。

当患者处于急性期白血病,有感染、出血、贫血及其他器官功能损伤时,通常非紧急手术者不宜进行麻醉和手术。若手术紧急,不得不进行麻醉时,应尽量做好术前准备。

术前检查血象,了解血红蛋白、血细胞比容、血小板的情况;另外还要检查电解质、肝肾功能等;术前的胸片或胸部CT,可以帮助医生了解可能的纵隔肿块和肺部情况。如果很不幸,患者有十分严重的贫血,建议输注去白细胞的浓缩红细胞;当血小板低于 50×10^9/L 时,最好输入人类白细胞抗原相容性血小板。出现急性的高白细胞血症时,应紧急使用血细胞分离,单采清除过高的白细胞,同时给予化疗和水化,尽最大可能改善症状。

麻醉方法的选择及注意事项

麻醉方法大致可以分为局部浸润麻醉、区域阻滞麻醉、椎管内麻醉和全身麻醉等,麻醉医师会根据患者病情、手术部位、手术时

长等选择合适的麻醉方法。但是所有的操作都需要考虑患者出血的风险。

如果考虑应用椎管内麻醉，在麻醉前会注意血小板和凝血功能的检查，并结合患者有无出血倾向，推断有无椎管内麻醉禁忌证。在进行深静脉穿刺或深部神经阻滞时也会评估出血的问题。患者口咽及呼吸道黏膜发生变化，有明显出血倾向，特别是血小板减少时，轻微的操作也可引起黏膜出血，麻醉各种操作都应轻柔。正常的粒细胞减少、化疗药对骨髓的毒性抑制、肾上腺皮质激素的应用都使患者易受病原体感染。麻醉的各种操作都应注意严格无菌技术，尽量减少损伤。

另外，对于术中的输血治疗，有一定的特殊性，需要引起注意。当血象中白细胞 $> 100 \times 10^9$/L 时，输入浓缩红细胞可引起高白细胞血症的症状。根据临床情况，在白细胞降低之前，即使血红蛋白仅为 70 克/升，也不应输注红细胞，以免使血液黏滞度升高。如心肺功能良好、无急性感染，身体一般可以耐受血红蛋白 70~80 克/升，因此白血病患者的输血指征需要严格把握。

> **特别提醒**
>
> 白血病确实对麻醉过程产生了一定程度的影响，然而更为关键的是白血病的分期及其已对身体各器官造成的具体损害程度。对于白血病患者而言，不必过度忧虑，因为麻醉专家会全面评估患者的具体状况，包括但不限于心肺功能、凝血状态等关键因素，以此为基础量身定制麻醉计划。他们致力于在手术前进行周密的准备，旨在确保麻醉效果的同时，最大限度地保障围术期患者的安全与健康，为患者顺利度过手术阶段提供坚实的保障。

42. 血友病患者能进行麻醉吗

有这样一群特殊的人，他们磕碰一下，伤口就会血流不止，有的甚至出现关节腔内、内脏器官内出血，他们就是血友病患者，也被称为"玻璃人"。这类患者在生活中其实并不常见，但见一次肯定就会让人印象深刻。

血友病是一种由于基因突变，导致凝血因子缺乏，引起凝血功能异常的遗传性出血性疾病，常表现为自发性出血或轻度外伤后出血不止。血友病是一种罕见病，以出血及出血压迫症状为主要临床表现。出血的轻重与血友病类型及相关因子缺乏程度有关。血友病的出血多为自发性或轻度外伤、小手术后（如拔牙、扁桃体切除）出血不止。关节腔或深部组织出血是本病的特征，常表现为负重关节或负重肌肉群，如膝、踝关节等反复出血，最终可致关节肿胀、僵硬、畸形，可伴骨质疏松、关节骨化及相应肌肉萎缩。深部组织出血如腰大肌、臀部肌肉等。重症患者可发生呕血、咯血，甚至颅内出血，危及生命。

血友病患者需要做手术的话能进行麻醉吗

麻醉医生会根据患者的情况，制订一套完整的麻醉管理方案。对这类患者进行详细的术前检查是非常必要的。术前常规检查同一般手术，特殊检查包括凝血因子活性和抑制物滴度等。还需要详细了解病史并进行恰当的体格检查，以评估手术的必要性、安全性和预期疗效。重点关注的病史包括患者及其家族的出血性疾病史、慢性肝肾功能不全等可能影响出凝血功能的疾病、目前服药情况等。体格检查应重点关注出血性疾病相关体征，如紫癜、瘀斑、皮下血肿等。

完善的术前准备工作可以更有效地保证血友病患者安全渡过手术难关。未纠正的凝血障碍是手术的禁忌，即使是拔牙等小手术也应尽量避免。术前1周不可服任何含阿司匹林的制剂及非甾体类抗炎药。需长时间补充凝血因子的患者宜静脉置管，预期出血量较大的手术需备足血液制品。还应加强围手术期感染的预防意识和措施。

依据手术类型选择麻醉方式，小型手术可选择局部麻醉，中大型手术宜采用全身麻醉，不推荐椎管内麻醉。对采用全身麻醉的患者，术前需关注影响麻醉操作的颈部疾病等。对已确诊的血友病患者，多选用全身麻醉，避免肌内注射，以免引起血肿。近年来，超声实时引导技术使得神经阻滞达到可视化的要求，避免了已往神经阻滞的盲目性，可缩短穿刺时间和阻滞起效时间，并可在超声下实时监测穿刺针的进针方向和深度，观察局部麻醉药液在目标神经周围的分布及有无出血、血肿的发生，有效降低血管、神经损伤等并发症的发生。全麻插管时手法应轻柔，以避免唇、舌及口咽部黏膜损伤，尤其要注意口咽部血肿可压迫堵塞气道。应避免经鼻盲探气管内插管，以防止鼻咽部黏膜出血。

颅内出血是血友病患者死亡的主要原因，围术期血流动力学应保持平稳，注意手术体位引起的肢体受压损伤。如遇手术时间较长，出血较多，术中需要监测部分活化的凝血酶原时间（APTT）和Ⅷ因子，必要时补充Ⅷ因子，对于术中已经补充Ⅷ因子但仍有出血倾向者，应监测纤维蛋白原及血小板计数，及时补充，止血困难时考虑使用重组人活化因子Ⅶ。术中可附加应用抗纤溶药如氨基乙酸和氨甲环酸等。

血友病患者术后容易出现哪些并发症

（1）出血及血肿

中大型手术术后继续采用凝血因子替代治疗可以降低手术部位出血和血肿的发生率。部分血肿清除术患者在术后凝血因子减量时可能出现再出血甚至出血难以控制，此时仍需按大手术的剂量进行个体化凝血因子替代治疗，必要时择期再手术。

（2）静脉血栓栓塞症（VTE）

血友病患者术后存在VTE的风险，尤其是血友病B患者。建议血友病患者术后接受VTE物理预防措施，如弹力绷带、弹力袜、足底气压泵等,并指导患者早期活动。若血友病 A 患者术后继续接受足剂量凝血因子替代治疗,建议给予预防性抗凝治疗直至替代治疗结束。

(3)感染

中大型手术在术后 72 个小时内预防性使用抗生素。对切口较大或渗血较多者建议留置引流管,根据引流情况适时拔管,一般留置时间不超过 72 个小时,必要时取引流液进行细菌培养。

> **特别提醒**
>
> 血友病患者的围术期管理是对医务工作者的一项挑战。对血友病特点清楚了解是进行个性化、高度有效临床诊疗的基础。而目前血友病并无根治的措施,只能依靠替代治疗维持患者最基本的凝血功能。血友病患者成功接受手术治疗需要血液科、检验科、外科、麻醉科等众多学科的通力合作。血友病患者在做好充分术前准备的情况下是可以安全地进行手术的。

43. 患者有癫痫病史,麻醉风险大不大

癫痫(俗称羊癫风或羊角风)是神经系统常见疾病之一,是一种由多种病因引起的综合征。其特点是大脑神经元反复地、过度地超同步化放电,引起一过性和发作性的脑功能障碍。

癫痫发作时有什么表现

全身性强直阵挛发作为临床最常见的类型，又称为"大发作"。患者发作时意识突然丧失，全身痉挛性抽搐，多持续数分钟，可间歇数周或数月一次，也可以一周数次，每次发作过程可以分为先兆、惊厥和惊厥后状态三个阶段。

- 先兆：是惊厥发作前的一种躯体、内脏或特殊感觉体验，常见肢体麻刺感和上腹部不适，持续数秒至数十秒钟。
- 惊厥：先兆后数秒即可发生惊厥，分为强直和阵挛两期。典型的过程为先兆→意识丧失→尖叫、骨骼肌持续收缩、四肢伸直、颈和躯干反张、双眼上翻、牙关紧闭、可咬破舌尖、呼吸道梗阻、呼吸暂停、面色青紫或瘀血及大小便失禁→强直期持续10～30秒→四肢末端逐渐出现细微震颤，震颤幅度增大并延及全身，进入阵挛期→头强而有力地抽动、四肢屈肌痉挛和松弛交替出现、呼吸深大和口吐白色或血色泡沫，大汗淋漓→阵挛间隔逐渐延长、减弱，最后停止→阵挛期持续数十秒至数分钟。
- 惊厥后状态：惊厥后全身肌肉松弛，昏睡数小时或立即清醒。

失神发作多见于儿童，表现为毫无先兆的突然意识丧失、语言或动作中断及双眼凝视，并不跌倒，持续5～20秒，突然恢复，可继续原来的谈话或动作。常合并节律性眼睑阵挛或轻微的肌阵挛、面色苍白和流涎。发作虽短暂但频繁，每天发作数十至数百次，智力基本不受影响。

失张力发作表现为突然地头下垂、下颌松弛而张口、上肢下垂，甚至倒地，可伴有短暂意识障碍。也可以为一侧肢体或单一肢体的局限性肌张力低下。

其他表现包括局部性阵挛发作、扩散性阵挛发作、复杂部分性发作、感觉发作、自主神经－内脏发作等比较少见的类型。临床表现各有特点。

癫痫持续状态为特殊的发作形式。包括强直阵挛持续状态、部分性运动发作持续状态和非惊厥持续状态。强直阵挛持续状态指强直阵挛多次发作，两次发作间意识障碍不恢复超过 30 分钟，或发作持续 30 分钟以上。部分性运动发作持续状态：持续性局限性或一侧肌肉抽搐，意识可清楚或障碍，多见于急性脑栓塞、脑损伤、颅内炎症或肿瘤等。非惊厥持续状态表现为意识障碍，与失神发作相似，有复杂的自动症表现，如言语、咀嚼、吞咽、解扣脱衣、搬东西、游走奔跑或唱歌等，并有肢端震颤。

当癫痫的患者必须要手术麻醉时，需要注意什么

麻醉医生需要对患者进行评估、做好麻醉前准备；选择合适的麻醉方法，在术中维持稳定的生命体征，同时做好术后苏醒和镇痛管理等一系列工作。

（1）术前评估

麻醉医生在术前需要了解患者有无家族史，有无脑炎、脑膜炎、脑外伤等病史，体格检查中有无神经系统体征、全身性疾病等。了解患者目前的药物治疗情况：抗癫痫药多为中枢抑制药，与麻醉性镇痛药和镇静药有协同作用；抗癫痫药对造血功能有一定的抑制，术前需要检查血常规、凝血功能；癫痫患者还可能合并肝脏功能不全，术前需要检查肝肾功能。

（2）麻醉前准备

术前恐慌、焦虑、激动、失眠或劳累均为癫痫发作的诱因。因此对于此类患者术前保持稳定的情绪，保证充分的休息和睡眠，避免服用烟酒等刺激物是非常重要的。癫痫患者行非癫痫手术时，抗癫痫药需用至手术日晨；行癫痫手术时，原则上术前要停用抗癫痫药。因为抗癫痫药可抑制癫痫波的发放，影响术中对病灶部位的判断。但是，如果是癫痫发作频繁的患者，应逐渐停药，避免突然停药导致癫痫持续状态。为了帮助患者以更好的状态迎接手术，术前，麻醉医生会全面了解检查结果和治疗癫痫所用的药物及用药效果，制订合适的麻醉方案，选择合适的麻醉药。如果很不幸，手术当日麻醉前有癫痫发作，除非为抢救性急诊手术，一般建议手术麻醉延期，调整好患者的状态。

（3）麻醉方法的选择

为了避免诱发大发作的各种因素，癫痫患者手术一般建议选择全身麻醉。对能配合者或癫痫发作已基本控制者，可依手术部位选用局麻、椎管内麻醉或神经阻滞麻醉，但一定要注意按照麻醉医生的要求，禁饮禁食准备充分，以免术中发生呕吐误吸。

（4）术中管理

术中麻醉医生会对你的呼吸循环进行严格的管理，同时避免缺氧、高热、低血糖、低血钙等易诱发癫痫发作的因素。

（5）术后管理

全麻术后禁用新斯的明、氟马西尼等药物进行拮抗。同时，在麻醉苏醒期，医生会密切注意癫痫发作的可能。必要时可预防性给予抗癫痫药。术后恢复进食后要及早恢复平时的抗癫痫药物治疗。

> **特别提醒**
>
> 癫痫患者相较于普通的患者，围术期的风险是增高的。但是，只要做好充分的术前准备，调整好用药，制订好合适的麻醉方案，精细管理，围术期的风险同样是可控的。

44. 有精神分裂症的患者，麻醉有什么风险

当家中有亲人患有精神分裂症，而又面临可能需要进行麻醉手术的情况时，许多人心中都会充满疑虑和担忧。这是一个复杂且值得深入探讨的话题，首先要明确的是，精神分裂症患者是可以进行麻醉的，但需要格外谨慎并进行全面的评估。

精神分裂症的麻醉评估注意点

对于有精神分裂症的患者，麻醉医生在术前会进行详细的评估。他们会了解患者的精神分裂症病史，包括发病时间、症状表现、治疗情况等。这有助于判断患者的精神状态稳定性及可能存在的潜在风险。在评估中，患者当前的精神症状是重点关注之一。如果患者正处于精神分裂症的急性发作期，可能会表现出幻觉、妄想、行为紊乱等症状，此时进行麻醉可能会面临一些挑战。因为这些精神症状可能会影响患者对手术和麻醉的配合，增加麻醉管理的难度。

患者长期服用的抗精神病药也不容忽视。这些药物可能与麻醉药之间产生相互作用。某些抗精神病药可能会影响心血管系统、呼吸系统等的功能，或者影响麻醉药的代谢和药效。麻醉医生需要充分了解患者所服用的药物种类、剂量和用药时间，以便合理调整麻醉方案。

麻醉医生谨慎的原因是为了以下两点。

- 确保患者的安全：麻醉过程中，患者的身体会经历一系列生理变化，如血压波动、呼吸抑制等；对于精神分裂症患者，如果他们的身体功能或药物相互作用导致这些变化更为复杂，就需要更精心的监测和调整，以避免出现危险情况。
- 保障手术的顺利进行：患者在麻醉状态下需要保持安静和平稳，如果因为精神症状或药物影响而出现躁动、不配合等情况，可能会干扰手术操作，增加手术风险，同时也可能造成预料之外的损伤。

为了尽量降低风险，麻醉医生会采取哪些措施

（1）术前

与患者及其家属进行充分的沟通。了解患者的具体情况，解答家属的疑问，让他们对麻醉过程有更清晰的认识，减少不必要的焦虑。根据评估结果制订个体化的麻醉方案。可能会选择对患者影响较小的麻醉药和方法，同时密切监测患者的生命体征和精神状态。

（2）术中

专业的医护人员全程监护。一旦发现任何异常情况，能够及时采取措施进行处理。

（3）术后

需要特别关注患者的恢复情况。由于麻醉和手术可能对患者的精神状态产生一定影响，需要密切观察是否有精神症状的波动或加重。

此外，患者家属在整个过程中也起着非常重要的作用。术前，家属要积极配合医生提供准确的病史信息；术中，要给予患者情感支持；术后，要协助医护人员照顾患者，观察患者的状态变化，如有异常及时告知医生。

精神分裂症患者可以进行麻醉，但需要综合考虑多方面因素，并在专业麻醉医生的精心评估和管理下进行。通过医患双方的共同努力，可以最大限度地保障患者的安全和手术的顺利进行。

> **特别提醒**
>
> 精神分裂症患者的家属应保持积极态度，持续不懈地帮助患者治疗精神健康问题，以维持病情的稳定。包括定期回诊复查，严格遵循医嘱服药，并细心关注患者的心理与日常生活护理，万一患者遇到需要麻醉等医疗情况时，能够为医生提供更好的治疗基础。

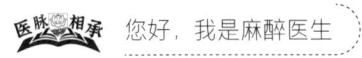

45. 重症肌无力患者进行麻醉有风险吗

术前访视中，小刘医生遇到过这么两类患者，他们都患有重症肌无力，症状或轻或重，一类患者表现得无所谓：平时就是有点乏力，不会影响自己的日常生活，在访视的时候甚至会隐瞒自己的病情；另一类患者表现得十分焦虑：怕自己的病情会在手术过程中危及生命。

这不，要准备近几天手术的张女士特别忐忑："刘医生，我前几年诊断出得了重症肌无力，平时活动后会有身体疲劳乏力加重的情况，那我这次的手术会不会有危险？麻醉过后我会不会因为重症肌无力发生什么意外啊？"

重症肌无力患者进行麻醉有没有危险

重症肌无力是一种神经肌肉接头连接处突触后膜上的乙酰胆碱受体被自身抗体攻击后，导致神经冲动传递障碍，从而影响骨骼肌正常收缩活动的一种免疫性疾病。临床医生通常可以通过病史及一系列的实验室检查和临床诊断性检测帮助确诊这种疾病。患者往往最先表现为眼睑下垂、复视、斜视等，渐渐累及全身骨骼肌，慢慢出现睁眼无力、面部表情淡漠、四肢活动费力，甚至吞咽及呼吸困难等。但是不要担心，只要及时到医院就诊，通常经过早期积极的药物干预或者其他有效治疗（例如胸腺切除手术治疗）可以改善症状，控制病情发展。

麻醉本身存在基础风险，重症肌无力患者麻醉的风险性一定是高于健康人的。如果重症肌无力患者将要进行手术，经验丰富的麻醉医生会对患者进行详细的术前评估，并根据患者将要进行的手术类型和身体状况制订出最适合的麻醉方式。

重症肌无力患者围术期麻醉最大的风险就是一种叫做"肌无力危象"的危机情况，所以麻醉方式的选择通常以不影响神经肌肉接头传递和呼吸为原则。常用的麻醉方式包括全身麻醉和局部麻醉，假如手术部位是下肢或者下腹部的手术甚或是表浅部位的手术，采用椎管内或者神经阻滞以及区域浸润等局部麻醉方式就可以满足手术的需要。值得提到的是，这个过程虽然感觉不到疼痛，但意识和自主呼吸都是保留的，因此可以不用担心肌无力危象的发生。但如果需要进行胸科手术等不得不进行全身麻醉的大手术时，医生可能会选择一些药物让自主呼吸停止，而改为呼吸机维持。这个时候，不可避免的肌无力危象的发生风险也就随之升高。但也不要过分担心，因为麻醉医生有很多方法可以帮助患者恢复到术前的状态，并且在这个过程中给予支持和保护，让可能产生的并发症的发生率降到最低。

重症肌无力患者在围手术期需要注意什么

（1）术前评估很重要

当麻醉医生询问病史时，一定要详尽回答，不可隐瞒。通常麻醉医生会询问发病时间、发病症状、治疗用药史及缓解情况，以及是否合并其他的合并疾病等，评估患者目前的心肺功能水平，并根据患者现有的检查和自身情况做一些更详细的检查，从而对患者是否能耐受手术和麻醉做出最恰当的评估。如果是择期手术（指不是危及生命的必须当下立刻马上做的手术），或者因一些情况如目前病情处于急性期，或患者正在服用一些需要术前停用的药物等而面临推迟手术，这是医生综合考虑安全性后做出的最优选择，希望患者配合，尽快调整好术前的状态，待到病情稳定后，手术一定可以顺利进行。

（2）术中管理得当

无论是术中诱导还是维持期间，麻醉医生会选择对患者影响较小的药物进行麻醉，并且会在一定程度上减少用药量。也会选择使用一些短效的镇静、镇痛药。

另外，术中麻醉医生还会严格监测患者的生命体征，最大程度上确保麻醉过程的顺利。

（3）术后拔管时要注意

虽然重症肌无力患者不排除手术结束后带管去监护室的可能。原则上，麻醉医生会尝试安全拔管，手术结束后等待药物半衰期过后（尤其是没有肌松残余后），麻醉医生会尝试轻拍喊醒患者，并在患者的意识和呼吸都恢复稳定的情况下拔出气管导管，并且观察一段时间。确保患者没有呼吸紧迫，并且生命体征稳定的情况下，就可以安返病房了。

然而，对于罹患重症肌无力的患者而言，即便医患双方均做了详尽周密的术前准备，围术期仍有可能突发重症肌无力危象，这一风险不容忽视。一旦此类危机发生，患者可能需要迅速转入重症监护室，以便接受严密的监测和积极有效的治疗。幸运的是，通过采取及时且恰当的免疫调节疗法及呼吸支持手段，患者的病情往往能够得到显著的缓解与改善。

特别提醒

确保手术成功的关键在于患者术前病情的稳定性、良好的体质基础，以及全面细致的围术期准备工作。因此，面对重症肌无力患者，不仅要求医生具备高度的专业素养与警觉性，同时也需要患者及其家属给予充分的重视与配合，共同为患者的健康与安全保驾护航。

46. 抑郁症患者麻醉有什么风险

抑郁症是一种常见的精神疾病，不仅会破坏患者的情绪，还会对身体产生影响，比如睡眠障碍、乏力、疼痛等躯体化症状。

对抑郁症患者来说，为什么麻醉风险会增加

常见的抗抑郁药包括非选择性单胺氧化酶抑制剂（因其不良反应较多现已较少使用）、三环类抗抑郁药（如阿米替林等）、选择性五羟色胺再摄取抑制剂（如氟西汀、舍曲林等）、五羟色胺/去甲肾上腺素再摄取抑制剂（如文拉法辛、度洛西汀）、NE/特异性 5-HT 能抗抑郁药（如米氮平等）、NE/DA 再摄取抑制剂（如安非他酮）。

麻醉药和抗抑郁药都作用于中枢神经系统，两者之间存在复杂的关系。有报道过给正在服用苯乙肼（单胺氧化酶抑制剂）的患者注射杜冷丁后出现严重的"五羟色胺综合征"的案例。这是因五羟色胺受体被过度激活而引起的一系列症状，严重时可危害患者生命。

因此，术前告知麻醉医生正在服用的药物是十分必要的。麻醉医生可以根据患者目前的药物使用情况，去避免使用一些可能导致不良后果的麻醉药，在不影响抑郁症治疗的情况下助力患者平稳度过围手术期。尽管抗抑郁药和麻醉药共用时存在一些风险，还是不建议患者在术前随意停用抗抑郁药，以避免病情反复。

抑郁症本身的心理状态也会影响麻醉

几乎所有的手术患者在术前都存在不同程度的焦虑情绪，而抑郁症患者可能会有更高的焦虑和紧张水平。过度的情绪波动不利于患者预后甚至可能导致意外伤害。因此，术前与手术医生、麻醉医生进行充分的沟通，必要时请求精神科医生的帮助。

麻醉也可能给抑郁患者带来好处吗

越来越多的研究表明，某些麻醉药具有抗抑郁效果。例如氯胺酮和艾司氯胺酮的抗抑郁作用在临床和动物研究中得到了充分的证实。镇静药丙泊酚可以增强改良电休克疗法治疗抑郁症的效果。同时，对于一些特殊类型的抑郁症患者让其配合完成手术可能存在一定的困难，必须有麻醉和镇静的介入。

> **特别提醒**
>
> 为了安全顺利地度过围手术期，抑郁症患者应当做到以下几点：详细告知医生抑郁症状和治疗历史，包括正在使用的所有药物；讨论对手术和麻醉的担忧，以便医生可以提供适当的支持和干预；遵循医生的指导，可能需要调整抗抑郁药物的剂量或暂时更换药物；在手术前后，保持良好的心理状态，必要时可寻求心理咨询师的帮助。虽然有抑郁症的患者在接受麻醉时可能面临一些额外的风险，但通过与医疗团队的紧密合作和适当的准备，这些风险是可以被有效管理的。

47. "渐冻人"能上麻醉吗

什么是渐冻症

渐冻症，全称为肌萎缩侧索硬化（ALS）或卢伽雷氏病，主要影响大脑和脊髓中负责管理运动的神经元，是一种慢性进行性神经系统疾病。目前，引起该疾病的确切原因尚不完全清楚，可能与遗传、环境因素、感染或免疫反应等因素有关。

全球渐冻症的发病率大约为每年1.68例/10万人口。然而，这一数字在不同地区存在差异。在欧洲和北美等欧洲后裔占主导地位的人群中，发病率略高于全球平均水平，为每年1.71例/10万至1.89例/10万。渐冻症一般多发病于中老年，发病年龄高峰在50岁左右。然而，近来有年轻化趋势，少数患者在20岁左右即发病。

渐冻症起病后病程逐渐进展。不同患者的病程进展的速度不一致。慢的可以缓慢进展长达30年以上。大部分患者发病以后，疾病进展至卧床不起、需要呼吸机辅助呼吸，所需要的时间在5~10年。

渐冻症患者如果需要手术麻醉，会加重病情吗

研究报道，渐冻人患者依旧能够耐受手术麻醉。但由于疾病的特殊性，渐冻症患者在接受手术和麻醉时需要特殊的考虑和准备。

（1）麻醉方式的选择

对于渐冻症患者来说，患者由于吞咽肌群功能障碍，在全麻过程中，反流误吸的风险明显增高。很多患者到后期会出现不能进食，可能需要进行经皮胃内造口术（就是在胃上面打一个通道到肚子上），通过往这个通道里灌入食物来帮助患者摄取必要的营养物质。但是不同于大家所想，相较于区域阻滞，全身麻醉可能是更安全的选择，因为它可以避免对已经受损的神经肌肉系统造成进一步的损伤。

在某些情况下，如果手术部位允许，区域麻醉（如椎管内麻醉）是一个可能的选择。但需要注意的是，由于渐冻症可能导致患者的神经系统受损，因此在使用区域麻醉时需要特别小心神经毒性和损伤的问题。

（2）药物的选择和剂量

在全身麻醉中，肌松药常用于使肌肉松弛以方便手术。然而，由于渐冻症患者的神经肌肉系统已经受损，他们对肌松药的反应可能不同于正常人。因此，医生在使用肌松药时会特别小心，根据患者的病情和需要具体情况具体调整剂量。

其他麻醉药（如镇痛药、镇静药等）同样可能影响呼吸功能，药物种类的选择和剂量也需要根据患者的具体情况进行调整。

（3）麻醉前评估

在进行麻醉前，麻醉医生会对患者病情进行综合详细的评估，包括了解患者的病史、用药史、过敏史等。此外，患者的呼吸功能、心功能、肝肾功能等也是术前评估的重点，以确保患者能够安全地接受麻醉和手术。

（4）麻醉过程中的监测

在麻醉过程中，麻醉医生会密切监测患者的生命体征，包括呼吸、心率、血压、体温等。此外，麻醉医生会重点监测神经肌肉功能和呼吸功能，以确保患者能够安全地度过手术期。

（5）术后管理

患者的呼吸功能是否能恢复至术前水平是衡量的重要指标。若患者术后出现呼吸肌无力等情况，可能需要继续使用呼吸机辅助呼吸。

对于渐冻症患者来说，麻醉是一个需要特别小心和谨慎的过程。专业的麻醉医生会通过选择合适的麻醉方式、麻醉药和剂量，在充分的麻醉前评估和完善的麻醉过程中的监测，可以确保患者能够安全地接受手术和麻醉。

48. 为什么有的剖宫产需要全麻

剖宫产是一种常见的分娩方式。通常情况下，椎管内麻醉（如硬膜外麻醉或腰麻）是剖宫产手术的首选麻醉方法，因为可以在保持产妇清醒的同时，有效地减轻手术过程中的疼痛。对产妇和胎儿的影响相对较小，且能提供良好的手术条件。然而，在某些特定情况下，需要对剖宫产手术的产妇实施全身麻醉。

为什么不选择全身麻醉作为剖宫产的首选

在全身麻醉的过程中,产妇会完全失去意识,进入一种类似于睡眠的状态。可能会对产妇和胎儿产生一定的影响。

- 产妇可能会发生血压波动、呼吸抑制等情况。
- 剖宫产术后可能会出现较长时间的嗜睡、恶心、呕吐等不适症状。
- 麻醉药可能会通过胎盘传递给胎儿,但通常在合理的剂量和时间范围内,对胎儿的影响较小。
- 可能在麻醉诱导时发生胃内容物反流,导致误吸,引起肺部损伤。
- 气管插管操作可能导致喉部损伤、牙齿损伤等风险和并发症。

麻醉与手术期间,麻醉医生会密切监测产妇的生命体征,如血压、心率、呼吸等,以确保产妇的安全。同时,医生也会关注胎儿的胎心音和胎动情况,以确保胎儿的安全。

全麻风险多,为什么医生还是建议全身麻醉

(1)产妇因素

- 紧急情况:当出现紧急状况,需要迅速进行剖宫产以确保母婴安全时,全身麻醉可能是唯一可行的选择。例如产妇因子宫破裂、前置胎盘等原因突然发生严重的大出血、需要立即娩出胎儿等情况。在这些紧急时刻,时间至关重要,全身麻醉可以快速诱导,使手术能够尽快开始。
- 凝血功能障碍:剖宫产手术中需要特别关注的另一个因素。如果产妇的凝血功能异常,比如有血小板减少、凝血因子缺乏等问题,在进行椎管内麻醉时可能会出现硬膜外腔血肿形成的风险。这不仅会增加手术的风险,还可能对产妇造成额外的伤害。为了避免这种情况的发生,医生可能会选择全身麻醉,因为全身麻醉不需要进行穿刺操作,从而避免了出血的风险,减少手术中的并发症。

- 脊柱畸形或损伤：当产妇存在脊柱畸形、严重的脊柱损伤或曾接受过脊柱手术等情况时，可能会影响椎管内麻醉的实施。在这种情况下，全身麻醉可以确保麻醉的效果和安全性。
- 精神疾病或不配合：有些产妇可能患有精神疾病，如焦虑症、抑郁症等，导致她们在分娩过程中无法保持冷静和配合。在这种情况下，如果采用椎管内麻醉，产妇可能会因为紧张和恐惧而加重症状，甚至引发严重的并发症。此时，医生可能会选择全身麻醉，让产妇在手术过程中完全放松，避免不必要的风险。
- 严重的心脏病：产妇患有严重的如心力衰竭、严重的心律失常等心脏病，可能无法耐受椎管内麻醉所带来的血压、呼吸的变化。全身麻醉可以更好地控制心血管系统的稳定。

（2）胎儿因素

如果胎儿存在严重的先天性畸形或其他危及生命的情况，需要尽快娩出胎儿时，全身麻醉可以缩短手术时间，提高抢救的效率。当胎儿出现严重的宫内窘迫，需要立即进行剖腹产时，全身麻醉可以快速实施，减少胎儿缺氧的时间。

（3）其他因素

在某些情况下，手术过程中可能会遇到难以预料的操作困难，或者椎管内麻醉效果不佳等，全身麻醉可以提供更好的麻醉条件。在某些医疗资源有限的地区或患者的特殊宗教信仰或者其他特殊的原因下，可能缺乏实施椎管内麻醉的条件，全身麻醉可能成为无奈的选择。

全身麻醉在剖腹产手术中相对较少使用。然而在特定的情况下，全身麻醉是确保母婴安全的重要手段。在决定是否采用全身麻醉时，医生会综合考虑产妇和胎儿的具体情况、医疗条件等多方面因素，并与产妇及其家属进行充分的沟通和解释。同时，麻醉医生会采取一系列措施来降低全身麻醉的风险，确保手术的安全和顺利进行。

49. 分娩镇痛对孕妇和胎儿有没有影响

当一位女性即将迎来新生命的诞生时，分娩过程中的疼痛无疑是她需要面对的一大挑战。在过去，产妇在分娩时往往要承受巨大的疼痛，这不仅给产妇带来了极大的身心痛苦，也可能对分娩过程产生不利影响。而分娩镇痛的出现，为产妇提供了一种缓解疼痛的选择，给产妇们带来了希望和慰藉。

分娩镇痛，通常被称为"无痛分娩"，是通过各种方法来减轻产妇在分娩时的疼痛。此技术还赋予了产妇在更为平和与舒适的氛围中迎接家庭新成员的宝贵机会。

分娩镇痛有哪些方法

分娩镇痛的方法有很多，包括心理辅导、针灸、水下分娩和麻醉镇痛等方法。目前分娩镇痛主要分为两大类：药物分娩镇痛法和非药物分娩镇痛法。

（1）药物分娩镇痛法

这种方法主要通过使用镇痛药或麻醉技术来减轻疼痛感。目前最常用的药物分娩镇痛方式主要包括硬膜外阻滞和腰麻－硬膜外联合阻滞。硬膜外阻滞是通过在产妇的腰背部进行穿刺，在硬膜外腔置入一根细导管，然后持续输注低浓度的局部麻醉剂或镇痛药，从而暂时性地阻断疼痛信号的传导，达到镇痛。腰麻－硬膜外联合阻滞则是先通过腰麻注入少量麻醉药，快速起效，然后再通过硬膜外腔持续输注麻醉药，以维持镇痛效果。这种方法结合了腰麻起效快和硬膜外阻滞镇痛持续时间长的优点，而且可控性强、安全性高，一般不影响产程，对产妇和胎儿的影响极小。另外，还有笑气（一氧化二氮）吸入镇痛法，利用麻醉机将笑气与氧气混合后供产妇吸入，从而达到镇痛效果。

（2）非药物分娩镇痛法

这种方法主要通过改变产妇的精神状态、心理状态和分娩环境来减轻疼痛感。例如，产前宣教可以帮助产妇纠正对分娩疼痛的恐惧和误解，增强分娩信心；锻炼助产动作如腹式呼吸、按摩等可以分散产妇的注意力，减轻疼痛感；家庭式分娩和陪待产等可以提供情感支持和心理安慰，降低产妇的焦虑水平；而"导乐"分娩法则是由一名有分娩经验的女性陪伴正在分娩的产妇，通过分享经验和提供情感支持来帮助产妇减轻疼痛感。

此外，还有经皮神经电刺激，可以通过刺激神经来调动机体内源性镇痛系统，提高身体痛觉阈值，从而分散产妇的注意力，达到减轻疼痛的效果。水中分娩通过温热的水和水流的按摩缓解产妇焦虑紧张的情绪。适宜的水温还可以阻断和减少疼痛信号向大脑传递，减轻孕妇在分娩中的阵痛。然而，非药物性镇痛法虽然安全、无不良反应，但镇痛效果往往有限。因此，对于疼痛感受较为敏感的产妇来说，药物性镇痛法可能更为适合。

分娩镇痛对产妇和胎儿有哪些影响呢

对产妇来说，分娩镇痛的最大好处就是明显减轻了分娩时的疼痛，减少因疼痛而导致的紧张、焦虑等情绪问题。这不仅让产妇在分娩过程中能够保持相对的舒适，更有利于产妇保存体力，配合医护人员进行分娩，减少剖宫产率、减少产后出血等情况。同时，分娩镇痛还可以减少产妇在分娩过程中过度换气、呼吸性碱中毒等问题的发生，有助于维持产妇身体的酸碱平衡和内环境稳定。此外，分娩镇痛还可能对产妇的产后恢复产生一定的积极影响。一些研究表明，接受分娩镇痛的产妇在产后出现腰痛等不适的比例相对较低。

分娩镇痛对胎儿的影响相对较小。由于分娩镇痛所使用的麻醉药剂量较小，且药物主要作用于产妇的神经系统和肌肉组织，药物通过胎盘进入胎儿体内的量非常少，几乎可以忽略不计。而且，分娩镇痛还可以让胎儿在相对稳定的环境中出生，不会对胎儿的生长发育产生负面影响，也不会增加胎儿窒息、缺氧等风险。同时，分

三 关于"特殊"情况的特别关照

娩镇痛可以使产妇在分娩过程中更加放松，有利于胎儿的顺利娩出。

分娩镇痛需要注意什么

分娩镇痛并不是万能的，它并不能完全消除分娩时的所有疼痛，只是将疼痛程度降低到产妇可以承受的范围。而且，分娩镇痛的效果也会因个体差异而有所不同。有些产妇可能会觉得疼痛得到了很好的缓解，而有些产妇可能仍然会感到一些疼痛。在极少数情况下，可能会出现一些不良反应，比如低血压、头痛等。但这些情况通常是暂时的，而且可以通过相应的措施进行处理。总的来说，分娩镇痛的好处远远大于其可能带来的风险。

> **特别提醒**
>
> 并非所有产妇都适合进行分娩镇痛。一些有特殊情况的产妇，如凝血功能障碍、脊柱畸形等，可能需要在医生的评估后才能确定是否可以进行分娩镇痛。此外，分娩镇痛的实施也需要专业的麻醉医生进行操作。在选择分娩镇痛时，产妇和家属应该与医生充分沟通，了解相关的风险和注意事项，以便做出明智的选择。同时，产妇也应该保持良好的心态，积极配合医生的治疗，相信自己一定能够顺利度过分娩这一重要阶段。

50. 腰椎间盘突出的孕妇还可以无痛分娩吗

随着现代生活方式的变迁，久坐成为常态，导致腰椎间盘突出问题日益凸显，且其发病年龄层逐渐年轻化，包括孕妇在内的广大年轻群体亦难逃其扰。这一趋势对无痛分娩的实施提出了更高要求，强调了在进行此类操作时需更加细致入微的评估与操作技巧，以确保每一位产妇都能在安全、无痛的环境中顺利迎接新生命的到来。

了解一下腰椎间盘突出

腰椎间盘突出主要是因为腰椎间盘各部分（髓核、纤维环及软骨板），尤其是当髓核发生退行性病变以后，在外力的作用下，椎间盘之间的纤维环破裂，纤维环中间的髓核被上下锥体挤压突出于后方的椎管内，导致发自椎管内的神经根受压而产生腰部疼痛、腿部疼痛及肢体麻木、无力的症状。

如果孕妇有腰椎间盘突出还能进行分娩镇痛吗

在当今医学科技飞速发展的时代，无痛分娩已成为众多准妈妈们翘首以盼的分娩选择。然而每个人腰椎间盘突出的方向、体量和位置均不同。有腰椎间盘突出病史的孕妇在考虑无痛分娩时，需要谨慎。医生需要提前评估腰椎间盘突出的程度、方向和节段。腰椎硬膜外注射可能会对腰椎间盘和周围的神经结构产生压力，从而加重腰椎间盘突出的症状，但是麻醉医生可以选择另外的节段进行阻滞，但是腰椎间盘突出可能会影响到麻醉药的分布和效果，因此对分娩镇痛的效果可能存在一定的不确定性。

因此，对于有腰椎间盘突出病史的孕妇来说，在选择无痛分娩时可以考虑心理辅导、水下分娩或者其他方法，如果需要使用麻醉镇痛，最好先咨询专业的麻醉医生，在镇痛前进行详细的检查和评估，根据医生的意见使用合适的分娩镇痛方法。孕妇在分娩过程中应保持良好的心态和信心，积极配合医生和助产士的工作，以确保分娩的顺利进行。

51. 孕期经常腰痛，可以无痛分娩吗

怀孕期间出现腰痛，是孕妈妈最常见的烦恼之一。研究表明，50%~70%的孕妇在妊娠期间的某个时间点会出现腰痛的症状，症状可持续到产后。很多孕妈妈会疑惑，怀孕时候腰都这么痛了，还能在腰上打麻醉生宝宝吗？

妊娠期腰痛的原因有哪些

妊娠期腰痛（LBPP）是妊娠期至分娩后出现腰、骶部疼痛或不适感，可伴有或不伴有下肢的放射痛，是妊娠期排行首位常见症状。由于妊娠期母体的特殊性，在腰痛治疗时容易出现诸多顾虑导致疗效欠佳。甚至有好多孕妇选择忍耐，极大程度影响日常生活和工作质量，导致不良妊娠体验，严重者会产生焦虑、抑郁等情绪障碍。

妊娠期腰痛主要由以下几方面原因出现。

（1）身体重心的改变

随着妊娠月份的增加，孕妇的腹部逐渐突出使身体的重心前移，加剧了对背部脊柱和肌肉的牵拉。此外，孕妇在站立和行走时为了保持身体的平衡，通常采用双腿分开、上身后仰的姿势，这就使背部及腰部的肌肉处在紧张的状态，从而引起腰痛。

（2）体内激素的改变

女性在怀孕10周左右时，卵巢开始分泌一种叫"松弛素"的物质，它可使骶髂关节和耻骨联合的纤维软骨及韧带变得松弛柔软，

以适应胎儿生长及日后分娩的需要。然而，这样也会使腰部韧带和筋膜松弛、弹力减低，腰部肌肉容易劳损而引起腰痛。

（3）子宫增大对腹腔神经丛的压迫

在孕中晚期阶段，增大的子宫对腹主动脉和下腔静脉造成压迫，使其所支配区域产生缺血而引起腰背痛。

（4）运动量减少

大多数孕妇在孕期的运动量大大减少，有的孕妇甚至长时间躺坐，运动不足导致肌肉力量下降从而引起孕妇腰疼。

（5）补钙不足

妊娠期间胎儿发育需要大量的钙等营养物质，如果这些营养物质摄入不足，容易导致孕妇骨质软化脱钙，从而引起腰痛。

（6）既往腰痛史

既往患有腰背痛病史的孕妇，孕期再发生腰背痛的机会增加。

腰痛需要手术治疗，还能在腰上打麻醉吗

分娩镇痛、剖宫产手术常规是椎管内麻醉，俗称在腰上打麻醉。迄今为止，椎管内麻醉在剖宫产和分娩镇痛上的优势仍无法被取代。

腰椎间盘突出的发病原因主要是因为腰椎间盘各部分（髓核、纤维环及软骨板），尤其是当髓核发生退行性病变以后，在外力的作用下，椎间盘之间的纤维环破裂，纤维环中间的髓核被上下椎体挤压突出于后方的椎管内，导致发自椎管内的神经根受到挤压而产生腰部、腿部疼痛及肢体麻木、无力的症状。

椎管内麻醉将局部麻醉药注入硬膜外腔，暂时阻滞神经信号的传导，使其支配的区域产生可恢复性阻滞效果。请注意这里的"暂时""可恢复性"字样，说明这项医疗技术仅在功能上产生暂时影响而非破坏性的操作。

每个人腰椎间盘突出的方向、体量和位置均不同。腰椎突出的方向有前侧突出、后侧突出、侧方突出和中央型突出等。突出的类型分为隆起型、突出型、脱出型和游离型。有腰椎间盘突出病史的孕妇在考虑无痛分娩时，需要谨慎。医生需要提前评估腰椎间盘突

出的程度、方向和节段。椎管内麻醉可能会对腰椎间盘和周围的神经结构产生压力，从而加重腰椎间盘突出的症状，但是麻醉医生可以选择另外的节段进行阻滞，但是腰椎间盘突出可能会影响麻醉药的分布和效果，因此对分娩镇痛的效果可能存在一定的不确定性。

腰肌劳损是导致腰痛的另一种常见病因，腰部的肌肉呈炎性水肿，并刺激肌纤维出现痉挛，收缩，松弛度减弱。患者在腰部活动时会有明显的腰部酸胀疼痛的情况发生，特别是在受凉后，疼痛的症状格外明显，查体的时候，在腰部按压时常会出现明显的压痛。这种疼痛以腰部两侧肌肉疼痛为主。椎管内麻醉的作用是暂时阻断支配腰部或腰部以下的神经传导，一般不会伤害肌肉，也不会导致腰痛。

> **特别提醒**　腰椎间盘突出和腰肌劳损引起的腰痛仍然可以在腰上打麻醉。患有腰痛的孕产妇在进行分娩镇痛或剖宫产手术前，可以充分咨询麻醉医生，与麻醉医生一起制订最合适的麻醉方式，所以孕妈妈不用太担心这个问题。

52. 儿童能打麻醉吗

当孩子需要接受手术治疗时，麻醉往往是一个不可避免的环节。而关于儿童麻醉，家长们可能会有很多疑问和担忧，比如麻醉是否安全、什么情况下需要麻醉，以及有哪些麻醉方式可供选择等。

儿童麻醉是否安全

儿童麻醉是非常安全的。现代麻醉技术和药物已经经过了长期的发展和完善,在专业麻醉医生的操作下,能够有效地保障孩子的安全。

(1) 严格的监测和管理

在麻醉过程中,麻醉医生会对孩子进行密切的监测,包括心率、血压、呼吸、血氧饱和度等生命体征的监测。同时,还会根据孩子的情况进行及时的调整和处理,确保麻醉的安全和有效。

(2) 先进的设备、药物和技术

医院配备了先进的麻醉设备、药物和技术,能够更好地保障孩子的安全。比如,麻醉深度监测设备可以帮助麻醉医生更准确地掌握麻醉的深度,避免麻醉过深或过浅。

(3) 经验丰富的团队

为孩子进行麻醉的医生都是经过专业培训和严格考核的,他们有着丰富的经验和专业的知识,能够应对各种复杂的情况。

什么情况下需要给儿童麻醉

一般来说,以下几种情况可能需要进行麻醉。

- 手术治疗:最常见的需要麻醉的情况,包括先天性心脏病、阑尾炎、疝气等。无论是大手术还是小手术,为了确保手术的顺利进行,都需要对孩子进行麻醉。
- 检查操作:如磁共振成像(MRI)、脑电图(EEG)等,也可能需要在麻醉状态下进行,以确保孩子能够配合检查。
- 疼痛治疗:对于一些严重疼痛的情况,如骨折、烧伤等,也可能需要进行麻醉来缓解疼痛。

儿童麻醉的方式该如何选择

全身麻醉是最常用的一种麻醉方式,适用于各种手术和检查操作。它通过静脉注射或吸入麻醉药,使孩子进入无意识状态,感觉不到疼痛。局部麻醉是通过在手术部位注射局部麻醉药，使局部神经传导被阻断，从而达到麻醉的效果。局部麻醉适用于一些较小的手术和操作。椎管内麻醉是通过在椎管内注射麻醉药，使脊神经被阻滞，从而达到麻醉的效果。椎管内麻醉适用于一些下腹部和下肢的手术。

不同麻醉方式的优缺点

麻醉方式	优 点	缺 点
全身麻醉	能够提供完全的麻醉效果，让孩子在手术过程中完全没有知觉，避免了疼痛和恐惧	可能会对孩子的呼吸系统和循环系统产生一定的影响，需要麻醉医生密切关注和处理
局部麻醉	对孩子的全身影响较小，术后恢复较快	麻醉效果可能不如全身麻醉完全，在手术过程中孩子可能存在不适
椎管内麻醉	对孩子的呼吸系统和循环系统影响较小，术后恢复较快	需要一定的操作技术，操作不当可能会引起一些并发症

儿童麻醉的注意事项

在进行儿童麻醉时，家长们还需要注意以下几点。

- 术前准备：在手术前，家长需要按照医生的要求做好孩子的准备工作，如禁食、禁水等。同时，要将孩子的健康状况和过敏史等情况如实告知医生。
- 术后护理：手术后，家长要密切关注孩子的身体状况和精神状态，按照医生的要求进行护理和康复。要注意保持孩子的伤口清洁，避免感染。
- 心理支持：手术和麻醉对孩子来说可能是一种压力和恐惧，家长要给予孩子足够的心理支持和安慰，让他们感受到爱和安全感。

> **特别提醒**
>
> 儿童麻醉是非常安全的,在专业麻醉医生的操作下,能够有效地保障孩子的安全。在选择麻醉方式时,医生会根据孩子的具体情况和手术的需要进行综合考虑。家长们要相信医生的专业能力和判断,积极配合医生的工作,为孩子的健康和安全保驾护航。

53. 儿童全身麻醉会不会影响智力和发育

在孩子的成长过程中,有时可能需要接受手术治疗,而手术常常需要进行全身麻醉。这让许多家长担心不已,担心全麻会对孩子的智力和发育产生不良影响。

儿童对于麻醉的常见影响有哪些

目前的研究表明,单次、短时间的全身麻醉一般不会对孩子的智力产生明显的影响。但是,如果孩子需要多次或长时间进行麻醉,可能会存在一些潜在的风险,需要医生进行评估和处理。

麻醉后,孩子可能会出现一些不适,如恶心、呕吐、头痛、头晕等。这些不适症状一般会在术后一段时间内逐渐消失。如果孩子的不适症状持续不缓解或出现其他异常情况,家长要及时告知医生。

如果孩子对麻醉药过敏,医生会在术前进行评估和测试,选择合适的麻醉药和方法。同时,医生也会做好相应的应急准备,以确保孩子的安全。

全麻本身一般不会对儿童的身体发育产生直接的影响。儿童的身体发育主要受到遗传、营养、生活环境等多种因素的影响。但在一些情况下，手术和麻醉过程可能会给儿童带来一定的心理压力和焦虑。但通过家长和医护人员的关心和引导，这些心理影响通常可以得到缓解和消除。

全麻对儿童智力到底有没有影响

目前，大量的研究表明，单次、短时间的全麻操作对儿童的智力一般不会产生明显的不良影响。

（1）早期研究的争议

在过去，曾有一些研究提出全麻可能会对儿童智力产生影响的担忧。但这些研究往往存在一些局限性，如样本量较小、研究方法不够严谨等。

（2）近期研究的结论

随着研究的不断深入和技术的进步，越来越多的研究表明，儿童在接受正规的全麻操作后，智力发育与未接受全麻的儿童并无明显差异。

（3）麻醉药的安全性

现代麻醉药经过严格的临床试验和监管，其安全性已经得到了充分的验证。一般情况下，麻醉药在合理使用的情况下不会对儿童的智力造成损害。

全麻的效果可以保证吗

虽然全麻本身对儿童智力和发育的影响较小，但仍有一些因素可能会影响麻醉的效果和安全性。

- 个体差异：每个孩子的身体状况和对麻醉药的反应都可能不同。有些孩子可能对麻醉药更为敏感，而有些孩子则相对不敏感。
- 麻醉时间和次数：不排除长时间或频繁的全麻操作可能会增加一些潜在的风险。
- 潜在疾病：如果孩子本身存在一些潜在的疾病，比如神经系统疾病如癫痫、偏瘫等，可能会增加全麻的风险和不确定性。

特别提醒

为了确保儿童全麻的安全和有效,家长和医护人员需要共同做好以下几点。

- 选择正规医院和医生:手术和麻醉应该在正规的医疗机构进行,由经验丰富的医护人员来操作。
- 术前充分沟通:家长应该与医生进行充分的沟通,了解手术和麻醉的风险和益处,以及需要注意的事项,并且遵守医嘱。手术医生也应该积极与儿童沟通,了解孩子的状况,取得他们的信任。
- 术后护理:术后家长要密切关注孩子的身体状况和精神状态,按照医生的要求进行护理和康复。

总的来说,儿童全麻在正规操作和合理使用的情况下,一般不会对智力和发育产生明显的不良影响。家长们不必过度担心,但也不能掉以轻心。医疗机构也应该继续关注和研究全麻对儿童的影响,不断提高麻醉技术和安全管理水平,为孩子们提供更加安全、有效的医疗服务。

54. 孩子特别调皮,会不会不能配合上麻醉

每个孩子都有他们独特的个性,有的安静乖巧,有的活泼好动。如果是活泼得让人头疼的"小调皮们"在面对麻醉时,会不会有特殊的问题呢?

其实,麻醉就像是给孩子一个甜甜的梦境,让他们暂时忘记疼痛和紧张,安静地接受医生的手术治疗。就像我们小时候听妈妈讲

故事，听着听着就睡着了，醒来时故事已经讲完了。

那么，调皮的孩子就不能配合麻醉了吗？答案当然是否定的。不管是安静的孩子还是调皮的孩子，只要医生认为他们需要麻醉，那么麻醉就是安全、可行的。当然，每个孩子的身体状况和手术需求都是不同的，所以麻醉的方式和剂量也会有所不同。

如何帮助孩子更好地配合麻醉

（1）术前准备

在手术前，家长可以和孩子聊聊麻醉的事情，让他们知道这是为了让手术更加顺利和安全。可以告诉孩子，麻醉就像是吃了一颗会变魔术的糖果，吃了之后就会进入一个甜甜的梦境。手术前，医生会告诉孩子一些需要遵守的小规矩，比如不能吃东西、不能喝饮料等。这些规矩是为了让他们的手术更加安全。对于大一些的孩子，还可以在合适的时候让他们先来参观一下手术室，让孩子们对手术过程有个简单的了解，消除恐惧和焦虑。

（2）术前用药

对于特别不配合的孩子，麻醉医生会在术前选择合适的镇静药，其目的是确保手术顺利进行、减轻患儿恐惧与焦虑、保障患儿安全。麻醉医生会根据患儿年龄、体重、病情及手术类型选择合适的镇静药。

- 口服镇静：适用于能够配合吞咽且手术时间不急迫的情况，便于操作且患儿易于接受。
- 直肠给药：对于不合作或无法口服的患儿，是一种快速有效的选择。
- 吸入镇静：如七氟烷等，通过面罩吸入，起效快，但需注意控制浓度以避免过深镇静。
- 静脉镇静：对于需要快速达到深度镇静或需持续镇静监测的患儿，静脉给药更为灵活且可控。

孩子的麻醉过程是怎样的

在孩子进入麻醉状态时,麻醉医生会陪伴在他们身边,握住他们的小手,给他们一些鼓励的话语。让他们知道,无论发生什么,医生都会一直陪伴在他们身边。

手术结束后,孩子需要一些时间从麻醉状态中苏醒过来。这个时候不要急于让孩子吃东西或活动。医生会观察孩子的恢复情况,确保他们安全后再离开手术室。

孩子的术后护理要注意什么

手术后,孩子可能会感到有些不适或疼痛,家长要密切关注孩子的反应情况,鼓励孩子表达自己的感受。如果孩子出现异常反应或不适症状,要及时向医生反映并寻求帮助。医生可以及时调整治疗方案,确保孩子的舒适和安全。

手术后孩子的饮食要以清淡、易消化为主。家长可以给孩子准备一些粥、面条等容易消化的食物,避免给他们吃辛辣、油腻等刺激性食物。

麻醉对于调皮的孩子来说并不是什么大问题。只要提前做好准备、耐心陪伴孩子度过麻醉和手术过程、做好术后护理就可以了。